母婴营养
健康丛书

健康怀孕与试管婴儿指南

廖希 · 编著

中国轻工业出版社

图书在版编目（CIP）数据

健康怀孕与试管婴儿指南 / 廖希编著. — 北京：中国
轻工业出版社，2024.6
（母婴营养健康丛书）
ISBN 978-7-5184-3470-1

Ⅰ.①健… Ⅱ.①廖… Ⅲ.①妊娠期 – 妇幼保健 – 基
本知识 ②试管婴儿 – 基本知识 Ⅳ.①R715.3 ②R321–33

中国版本图书馆CIP数据核字（2021）第068049号

责任编辑：罗晓航
策划编辑：罗晓航　　　责任终审：张乃东　　　封面设计：王超男
版式设计：锋尚设计　　　责任校对：朱燕春　　　责任监印：张京华

出版发行：中国轻工业出版社（北京鲁谷东街5号，邮编：100040）
印　　刷：艺堂印刷（天津）有限公司
经　　销：各地新华书店
版　　次：2024年6月第1版第5次印刷
开　　本：720×1000　1/16　印张：15.5
字　　数：300千字
书　　号：ISBN 978-7-5184-3470-1　定价：58.00元
邮购电话：010-85119873
发行电话：010-85119832　010-85119912
网　　址：http://www.chlip.com.cn
Email：club@chlip.com.cn

母婴营养健康丛书

陈历俊　主编

《 健康怀孕与试管婴儿指南 》

廖　希　编著

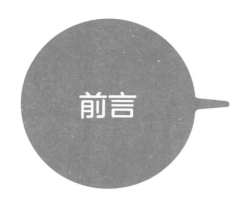

前言

　　一个寻常的手术日，移植室手术床上的女士告诉我，她已经看了我的微信朋友圈所有内容，对移植了解得很清楚，因此准备得很从容，一点都不紧张了。她说她妈妈和老公也看了，大家心里非常踏实。虽然这样的情景几乎天天有，但每一次听到都让人很欣慰。与往常不同的是，那天，我突然意识到：应该让更多人从容、踏实！我要把这些内容整理出来，给日益盛行的高科技助孕做一个正规的、能让大众看得懂的解说。

　　作为医生，我曾经习惯了使用医学术语。但是，2013年我变了，我去了澳大利亚Monash IVF，有一天，一个42岁的患者没有取到卵，她的医生给她解释和安慰的场景，深深地触动了我，那一刻，我甚至把自己想象成了那名患者，去体会医生的温柔态度和易懂的解释，不再为没有取到卵而沮丧和自责，而是知道了这一切的前因后果，还有未来的可能性。这样的交流，让患者很容易平衡个人的期望和医学本身能企及的高度之间的差距。后来，这位患者成了我的朋友。在后面的疗程中，她取到了2个卵，一年之后生了一个活泼可爱的男宝。

　　作为医生，我也曾经觉得写科普文章是一件很不学术的事，完全不会有写学术论文那种惬意感，也完全没有面对疑难病例时的那种绞尽脑汁的激情。然而，反观这整整3年的朋友圈科普文章，已有超过10万人在阅读，我才发现读科普文章受益的人真的比读学术论文受益的人要多很多。

　　作为一个每年300多天接诊和进行手术的生殖科医生，我收集的这些内容都来自患者就诊时的提问和在辅助生殖助孕过程中或之后提出的问题，现在我把问得最多的问题总结一下，这些问题占全部问题的95%以上。还有不到5%因为太特殊了，又很复杂，就不占用篇幅了。

　　更重要的是，我发现：当大家把心中的疑问都搞清楚了以后，全家人都不再为暂时性的怀孕困难而焦躁不安，都变得心态平和了，通过科学应对、自我管理、配合医疗，明显提高了怀孕的成功率。

我更清楚，这本书完全可以让以下人群受益：

① 年龄在23~50岁想要生孩子的夫妻；

② 挣扎在怀孕困难中的夫妻，约占育龄夫妻的八分之一；

③ 正在看不孕不育症的夫妻，约占备孕夫妻的十分之一；

④ 经历过不良妊娠的夫妻，包括流产、生化妊娠等，约占怀孕人数的四分之一；

⑤ 经历过死产的夫妻，约占生育夫妻的一百六十分之一；

⑥ 因怀孕困难已经接受过治疗的夫妻，如促排卵、人工授精、试管婴儿，约占育龄夫妻的百分之十二；

⑦ 年龄在29~33岁且生殖系统正常的夫妻，因为他们每个月自然受孕的概率也只有百分之二十左右。

资料来源 由PubMed数据库文献资料综合所得。

所以，就让这本书在枯燥晦涩的科学和大众常识之间架起一座桥梁，为早日实现天伦之乐而努力！

廖 希
2021年1月12日 星期二 北京

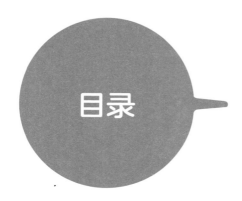

目录

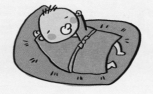

了解你的怀孕
能力很重要

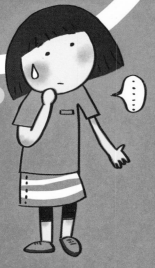

○ 为怀孕而努力，总是令人兴奋，又充满压力。

○ 有的人非常容易怀孕，意外怀孕天天都有发生。

○ 可是，对很多人来说，怀孕并不总是一件容易的事。

○ 也有的人，觉得自己以前很容易怀孕的，现在怎么突然就变得这么难了？

○ 全世界每8对夫妻就有1对存在怀孕困难的，所以，虽然怀孕难了，但是你并不孤单！

○ 想怀孕最正确的做法就是：先了解一下自己的怀孕能力，可以避免盲目乐观，也可以避免压力过大。总之，可以少走弯路。充分了解自己的情况以后，选择最适合自己的怀孕方式。

○ 虽然怀孕困难，但只要行动，绝大多数都会如愿以偿，得享天伦之乐！

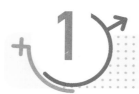

为什么没有怀孕

每个人都会遇到的问题：有限的"受孕窗口期"

很多夫妻都感到怀孕不容易，这是很正常的，因为在一个女性的月经周期中，只有很短暂的几天可以受孕，这几天称作"受孕窗口期"，时间很短暂，当然怀孕不容易啦。

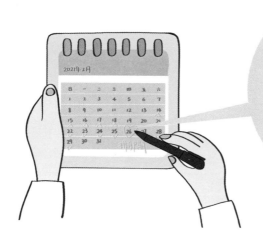

受孕窗口期

月经周期中，只有很短暂的几天可以受孕，这几天称作"受孕窗口期"。

可能特别属于自己的问题

如果怀孕困难，意味着以下关键要素可能存在问题：

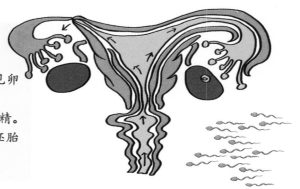

- 健康的卵细胞。
- 健康的精子。
- 输卵管通畅：精子可以遇见卵细胞。
- 受精：优质精子使卵细胞受精。
- 植入子宫：有发育潜能的胚胎才能植入子宫。

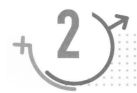

健康状况对怀孕的影响

身体健康对怀孕非常重要，但是，有的男性误以为怀孕是女人的事，自己只提供一颗精子，和身体健康没有关系。存在这种思想就大错特错了。准备怀孕时，夫妻双方都应该做健康检查、健康饮食、适当补充营养、管理体重、建立并保持健康的生活方式。

一般健康检查

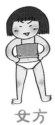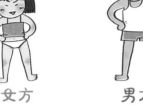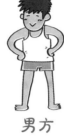

女方　　**男方**　　　　　　　**男女双方**

- ✓ 宫颈检查
- ✓ 乳房检查
- ✓ 血压
- ✓ 体重
- ✓ 抽血化验

- ✓ 精液常规
- ✓ 抽血化验

- ✓ 重要免疫抗体
- ✓ 传染病（含性传播性感染）：即使像乙肝这种病毒携带，也要做到尽量把传染给后代的风险降到最低

Tips 确保上述检查是近期做的哟。

营养素补充和平衡

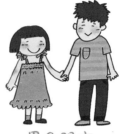

叶酸补充普遍建议

从怀孕之前3个月起，女性服用 400~500 微克/天

根据年龄和生活习惯、健康状况，适当补充营养很必要。有的营养成分是准备怀孕时特别需要补充的，如叶酸。研究表明，叶酸有助于降低婴儿神经管畸形的风险；如果育龄妇女有神经管畸形的家族史，或者患1型或2型糖尿病或体重指数（BMI）超过30，还需要加量。具体情况需遵医嘱服用。

身体是一个平衡体，任何不足和多余都会造成器官系统和细胞的损伤。所以，在营养素补充方面需要科学对待，平衡营养才重要。

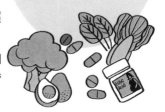

健康的饮食

健康饮食有助于增加怀孕的机会，并且研究表明：受孕前饮食健康的妇女生下先天缺陷婴儿的可能性要小很多。应食用各种水果和蔬菜、优质蛋白质（如瘦肉、鱼、蛋、豆和扁豆）、全谷粗粮，补钙（选择低脂乳制品）；使用健康脂肪，如橄榄油；尽量避免食用汞含量高的深海鱼，如鲭鱼、鲨鱼、箭鱼和金枪鱼；避免食用添加剂、人造色素、香料、防腐剂以及高脂饮食。

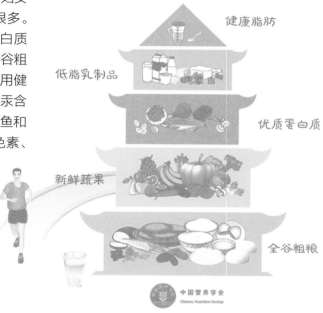

中国居民平衡膳食宝塔（2016）

健康脂肪

低脂乳制品

优质蛋白质

新鲜蔬果

全谷粗粮

中国营养学会
Chinese Nutrition Society

体重

严重超重或体重过轻都会降低怀孕的机会，女性严重超重或太瘦还会导致妊娠期母婴危险增加并引发多种并发症，如妊娠期糖尿病和高血压，以及胎儿宫内发育迟缓等。

女性肥胖症会引起激素变化，从而会降低妇女的怀孕能力。体重过轻的女性也会出现激素失调，使怀孕能力降低一半。男性肥胖会出现激素问题或性功能障碍，从而导致女方怀孕困难。

体重指数（BMI）是衡量超重或体重不足的方法，亚洲人群健康的BMI为22~25，如果BMI值高，可以通过健康饮食和定期运动来减轻体重，从而提高怀孕能力。任何人都不可能在一夜之间变得强壮、身材完美、体重如意，只有持之以恒地适度运动并保持健康的生活方式，才能控制和保持正常的BMI。

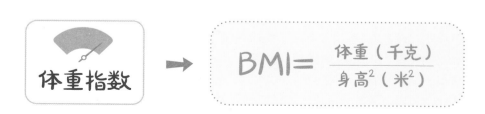

体重指数 $\rightarrow$ $BMI = \dfrac{体重（千克）}{身高^2（米^2）}$

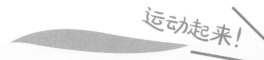

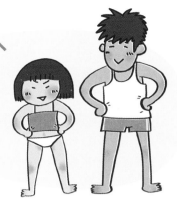

运动起来！

有时候体重减轻一点点也可以增加怀孕的机会，并可改善整体健康状况。没有比能生个孩子更有动力的减肥理由了吧？为了你可爱的孩子，请运动起来！这是多么有意义的行动！

生活方式

（1）戒烟

吸烟有害健康、危害生育，这是公认的，毫无争议！事实上，吸烟者比不吸烟者更容易发生怀孕困难，香烟烟雾中含有数千种有害于生殖的化学物质。吸烟会导致勃起功能障碍，会增加对卵细胞和精子的脱氧核糖核酸（DNA）损伤。还有研究表明，男性大量吸烟与后代儿童期患癌症之间也有关联。

值得庆幸的是：吸烟对生育的影响并非万劫不复，在一定程度上是可以逆转的，戒烟会增加怀孕能力并可增加生育健康后代的机会。

（2）戒酒

关于"在准备怀孕或怀孕期间喝多少酒是安全的？"这个问题，没有标准答案，因此，女性最好停止饮酒。

酒精会导致阳痿，损害精子质量，所以，男性应尽量控制饮酒，即使少量饮酒也不要天天喝，更不能酗酒。

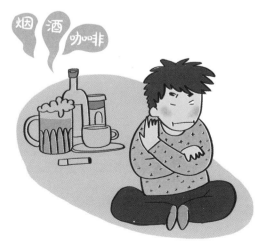

烟 酒 咖啡

（3）咖啡因

许多人以为咖啡因只存在于咖啡中，这是错误的，茶、能量饮料、汽水甚至巧克力中都有咖啡因。没有明确的证据表明咖啡因会影响怀孕能力，但是一些研究表明，食用咖啡因过多，会导致怀孕困难，并且增加流产风险。

男性和女性每天的咖啡因摄入量应少于200毫克，相当于1~2杯咖啡或2~3杯茶的量。咖啡因可使人上瘾，如果想减少其摄入量，慢慢戒吧，最大程度地减轻戒断症状。

怀孕能力评估

　　不管是男性还是女性，即使是同一年龄，不同人群的怀孕能力差别也非常大。有一些客观的检测可以帮助我们判断自己的怀孕能力。这样做有一个好处，让那些年龄不大自以为自己怀孕能力很好，其实已经不剩多少生育时间的人能够及时发现问题，采取行动，扭转局面。

女性检测

（1）排卵监测
　　医生可以验血或/和B超检查是否排卵。

卵巢B超

用于监测卵泡发育，观察卵巢中卵泡的数量（以及是否为多囊卵巢）、大小、发育进程，结合血液中雌激素、孕激素和黄体生成素的血值变化来判断和确定同房的最佳时间，也就是发现"受孕窗口期"。

盆腔B超

评估生殖系统，包括阴道、子宫颈、子宫、输卵管、卵巢和其他盆腔结构。盆腔B超可能告诉你：为什么小腹有坠胀感？为什么有不规则月经或月经太频繁？为什么盆腔疼痛？为什么没有怀孕？

（2）检查输卵管
　　检查输卵管是否阻塞或损坏有很多方法：腹腔镜手术、X射线输卵管子宫造影术、超声输卵管通畅性测试等。

（3）卵巢储备量检查

什么是卵巢储备？

卵巢储备是卵巢中剩余的卵细胞数。女性在出生前就决定了一生会拥有多少卵细胞，其数量和质量会随着年龄的增长而下降。从35岁开始，卵巢储备迅速下降，直到绝经期没有卵细胞。卵巢早衰的女性，卵巢储备在年轻时，即在35岁之前，就开始下降了。

女性出生时有100万~200万个卵细胞，随着年龄的增长和排卵（月经周期中释放一个卵细胞时），剩余的卵细胞数量会自然减少。

每个女性的卵细胞下降速度是不同的。约有10%的女性的下降速度快于正常速度。

遗憾的是，AMH只能确定剩余卵细胞的数量，对卵细胞的质量目前还没有哪个检测能做到。

月经周期中的任何一天，都可以抽血测AMH，服用了避孕药也不会有影响。

抗穆勒管激素（AMH）

是由卵巢中含有卵细胞的卵泡产生的，血液中AMH的水平可以很好地表明卵巢储备，医生用它来判断还剩下多少卵细胞，以及未来还有多少年可以怀孕。

什么情况下一定要测AMH呢？

1 怀孕困难。
2 想要了解卵巢储备是否处于同龄人的健康水平。
3 担心某些因素可能影响卵巢储备，如化疗、放疗、盆腔手术等。
4 想知道未来还有多少年可以生育。

男性检测

精液分析：精液分析对于评估男性生育能力至关重要，可以提供以下方面的准确信息：

精液分析

分析哪些项目	提供哪些信息
活力	多少精子可以游动
形态	精子的形状
总数	总共有多少个精子
活动率	活精子所占的比例是多少
抗精子体	它们可以附着在精子的尾巴上，会降低精子穿过子宫颈黏液的速度
DNA碎片指数（DFI）	精子DNA碎片指数，显示精子遗传物质DNA的完整性

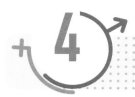

什么情况该找医生看看了

以下情况，都可以考虑找医生看看

❶ 未满35岁，12个月未避孕没有怀孕。

❷ 超过35岁，6个月未避孕没有怀孕。

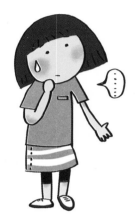

什么情况应该马上找生殖专科医生看看？

需要找生殖科医生就诊的情况

Tips 以下情况，有很多可能是在妇产科诊断或治疗了，也需要马上看生殖专科医生。

Tips 如果查出来有以下问题，有一些可能是在泌尿外科看过的，也需要马上看生殖专科医生。

女性	男性
月经不规律或不来月经	精子数量少
多囊卵巢综合征或子宫内膜异位症	精子形态或活力差
输卵管损害（或输卵管结扎手术后）	抗精子抗体
反复流产	射精有问题
月经停止	无精子症
已知遗传方面有问题	已知遗传方面有问题
	输精管结扎术后

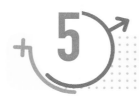

什么情况需要试管婴儿技术助孕

　　并不是所有的怀孕困难都需要试管婴儿技术助孕，解决怀孕困难的方式有很多，试管婴儿技术可以说是最后一个办法了，只有在出现的问题运用其他手段已经无法解决的情况下，才需要试管婴儿技术助孕。

与精子质量或数量有关的男性问题

做胚胎筛查可能有帮助的潜在遗传问题

随着年龄的增长，自然受孕的难度增加

子宫肌瘤

多囊卵巢综合征（PCOS）

不明原因的不孕症

反复流产

输卵管阻塞

需要试管婴儿技术助孕的常见问题

子宫内膜异位症

输卵管损伤、输卵管炎症、输卵管结扎

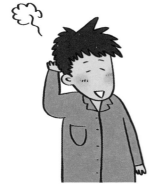

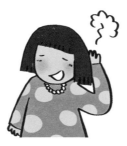

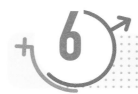

推迟生育的女性和男性该怎么做

我们有各种理由推迟怀孕，但是，毫无疑问，男性和女性的怀孕能力都会随着年龄的增长而下降，质量也会受到影响。卵巢的卵细胞一旦耗尽，身体是无法再产生的，女性到高龄阶段剩下的卵细胞质量也不高。精子虽然在不断产生，但男性年龄变大，器官老化，体内环境不如年轻的时候，产生的精子质量、数量也都会大打折扣。所以，面对怀孕这种人生大事情来说，提前做好规划，是最有意义的。

推迟生育的女性该怎么做？

验血可以测量卵巢储备，AMH可以很好地说明个体的怀孕能力和所剩余的卵细胞数量。

出现以下情况需要特别谨慎，AMH低的风险加大

- 有更年期提前或AMH降低的家族史。
- 卵巢手术后。
- 严重子宫内膜异位。
- 曾经接受过化疗或放疗。

Tips 如果AMH提示卵巢储备不足，最好尽快怀孕或者做卵细胞冷冻保存。

推迟生育的男性该怎么做？

比女性更简单，取一份精液化验一下。如果化验一次提示任何一个指标有问题，请再隔2~3周复查一次；如果2次或2次以上提示任何一个指标有问题，请一定重视。轻度的异常可能可以通过改变生活方式、补充营养得到改善；如果提示有非常严重的问题，最好尽快征询生殖专科医生的建议，直接进行第二代试管婴儿助孕可能是唯一明智的选择。

以下情况需要特别谨慎，精子出问题的风险很大

- 特殊职业防护不到位：高温工作、久坐不动的工作。
- 隐睾手术后。
- 遗传因素：生精因子基因有片段缺失。
- 睾丸手术后。
- 曾经接受过化疗或放疗。
- 小时候患腮腺炎。

Tips 如果需要推迟生育，最好冷冻精子；否则若待完全没有精子的时候需要生育，只能选择供精。

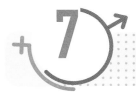

看怀孕与看病有什么不一样

在看怀孕过程中，每个人的压力都很大，只是有的人把压力放在脸上，有的人放在嘴上，有的人放在心里。孕友们所经历的一切和其他病友是完全不一样的。

看怀孕vs看病

助孕治疗是帮助怀孕，不能治疗不孕不育症，而是帮助大家成为父母。譬如，输卵管阻塞通过"试管"助孕生育了后代，但输卵管阻塞这个病因并没有解除，它还存在；再譬如，男性输精管阻塞，通过附睾穿刺取精做"试管"助孕生孩子，但输精管阻塞依然没有治愈。因此，病因没有解除，如果决定再要孩子，还会面临同样的问题，还需要助孕。

看怀孕vs看病

不孕不育的诊断和治疗周期相对较长，是否能成为父母也不确定，不像阑尾炎手术和拔牙等，那么疗效确定，所以大多数患者在治疗过程中会经历一定程度的情绪困扰。有研究表明，约23%的人会因治疗负担（心理和经济）过重而中止治疗；有近三分之一的人因为没有怀孕或活产，最终没有实现做父母的愿望而结束了治疗；大多数怀孕了的，也有人担心胎儿的生存能力和未来健康。

所以，在助孕过程中，既要直面问题，又要对治疗持有正确的期待，还需要不断进行自我调整、夫妻共勉、家人支持，必要时要寻求专业的心理咨询服务，保持平和的心态，只有这样，才能确保助孕治疗的成功。

健康怀孕
vs
怀孕困难

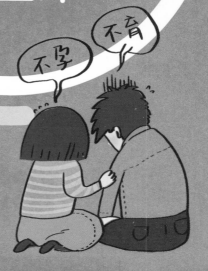

- 懂得什么是健康怀孕，什么是怀孕困难，才能有效地解决问题。

- 知识就是力量，怀孕也一样，从这一页开始，把怀孕的事情掌握在自己手中！

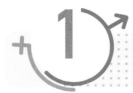

怀孕的五要素，一个都不能少

怀孕的五大基本要素，一个都不能少！

① 健康的精子。
② 健康的卵细胞。
③ 通畅的输卵管（精子在这里遇见卵细胞）。
④ 优质精子能够使卵细胞受精。
⑤ 健康的胚胎才能植入子宫。

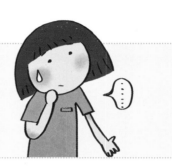

精子

　　精子为后代提供一半遗传物质，医生称为"DNA"。可以这么理解：后代的一半特征，即孩子是什么样子，有一半由提供精子的爸爸负责。

　　精子产生在睾丸的曲细精管中，一方面受下丘脑-脑垂体内分泌轴的调控，另一方面还受睾丸局部的自分泌和旁分泌调节。精子的产生由最原始的精原细胞开始，男性在成年后，精原细胞不断通过有丝分裂增殖和生长成为初级精母细胞；精母细胞再经历减数分裂：DNA复制1次，连续2次分裂，形成4个精细胞。精细胞需要历经复杂的形态结构改变，从圆形的精细胞，经过细胞核的极度浓缩，引发顶体的形成，并去掉多余的细胞质，变成活力满满的、外形像小蝌蚪的精子。每条精子含有单倍染色体，即染色体数目剩下了一半，所以爸爸只提供一半遗传物质组成宝宝，宝宝的另一半遗传物质要靠妈妈了，后面会谈到。

精子

　　是男性生殖细胞，由睾丸产生的，在附睾内成熟，可通过输精管道输出。男性在射精时（通常处于性高潮状态），精子随同精浆通过尿道射出体外。精子和精浆组成精液，是一种黏稠的乳白色凝胶状混合物，一般60分钟内变成液体状态，医生称为"液化"。精浆占精液体积的90%以上，精浆主要是前列腺、精囊腺和尿道球腺等附属腺体分泌的液体物质，以及少量睾丸液、附睾液组成。精浆中除了含有大量水、果糖、蛋白质和多肽，还含有多种其他糖类、蛋白质（酶类）、无机盐和有机小分子，精浆能为精子提供营养物质和能量，保护精子。

　　由精原细胞到生成精子用时2~3个月，精子产生是连续发生的，所以，一个男性的生活方式和环境很容易影响某一个阶段的精子数量和质量。一个正常男性一生中产生精子约10^{12}个——有10000亿个之多。

　　精子怕热，所以睾丸在体外的阴囊里面。睾丸在新生儿出生后还待在腹腔里面注定是伤精还会致癌的，所以，隐睾应尽早手术。

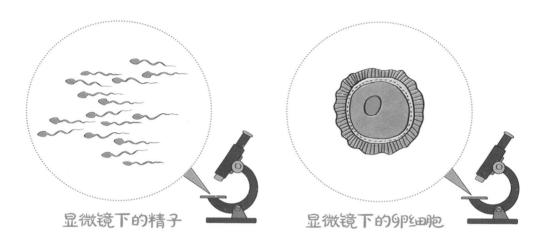

显微镜下的精子　　　　　　　　显微镜下的卵细胞

卵细胞

是女性生殖细胞，由卵巢产生，卵细胞是人体内最大的细胞，呈圆球形，直径约0.2毫米。女性月经中期，在卵巢内得到发育的卵细胞（这个时候医生称为"次级卵母细胞"）随卵泡液从卵巢表面缓慢释放流出。

　　卵细胞提供一半遗传物质（DNA）给后代，可以理解为后代的一半特征，即孩子长成什么样，其中一半由提供卵细胞的妈妈负责。

　　卵细胞的产生过程与精子不同，在女性胚胎发育早期的卵巢中，即女性还在妈妈肚子里面时，通过有丝分裂增殖，有400~700万个卵原细胞产生。在胚胎发育第6~7个月，卵原细胞生长成初级卵母细胞，并开始进行减数分裂：DNA复制1次，卵细胞间断分裂2次。前一阶段发育到第一次减数分裂前期的晚双线期，并停留在这里十几年到几十年之久。有一部分卵原细胞，不能发育到这一步，便退化消失，被淘汰了。

　　经历胚胎时期的淘汰，女性出生时仅剩下约50万个初级卵母细胞。再经过儿童期、少年期、青春期的淘汰，到成年只剩10万多个初级卵母细胞。

　　女性青春期性成熟后，每月有10~20个初级卵母细胞从沉睡之中苏醒，恢复减数分裂。在自然状态下，一般只有1个卵细胞成熟排出：在排卵前约40小时之内完成第一次减数分裂，变为次级卵母细胞，再进行第二次减数分裂。排出的卵细胞暂时停留在第二次减数分裂中期。

排卵之后，卵细胞遇见精子，受精过程中，精子从第二次减数分裂中期进入，并且完成后期和末期，形成受精卵。也正是此时，卵细胞才圆满完成减数分裂成为卵子，所以，谁也没有见过卵子，因为此时已经受精了，并不是真正意义上的卵子，只能说这就是神秘的卵子。

其余醒来的初级卵母细胞都将退化消失，医生称其为"闭锁"。

每个傲娇的、有内涵的、能量无穷的卵细胞都含有单倍染色体，染色体数目只剩下一半，所以妈妈提供一半遗传物质给宝宝。

女性一生中大约有400个初级卵母细胞有发育到成熟排卵时期的机会，这是名副其实的万里挑一。

历经漫长的减数分裂，1个初级卵母细胞形成1个卵细胞、3个极体。极体随后退化消失。

卵细胞怕冷，就是喜欢被温暖地宠着，所以卵巢就在盆腔最温暖的地方。

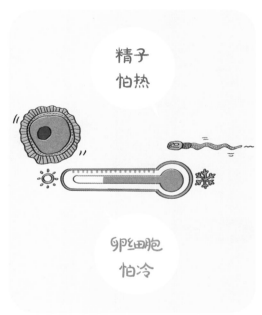

输卵管

输卵管从子宫近端至远处，人为地分为间质、峡、壶腹和伞部四个部分。间质部在子宫肌层，约1厘米长，管腔最窄；峡部为靠近子宫的较狭窄部分，长2~3厘米；壶腹部管径宽大，长5~8厘米，壁薄而弯曲，受精发生在壶腹部，是生命发生的圣地；伞部在输卵管最外端，长1~1.5厘米，开口于腹腔，管口有许多像手指一样的突起，有拣拾卵细胞的功能。

输卵管　是女性内生殖系统的一部分，为一对细长而弯曲的肌性管道，长8~14厘米，直径约5毫米，位于子宫底两侧，阔韧带上缘内，内侧与子宫相连，外侧远端游离像一把伞，与卵巢邻近。输卵管是精子到达、拣拾卵细胞、受精和输送受精卵进入子宫的通道。

输卵管结构分为三层：外层为浆膜层，是腹膜的延续部分；中层是肌层，收缩时，能协助拣拾卵细胞、运送受精卵和阻止宫腔炎症蔓延、经血逆流向腹腔；内层为黏膜层，由纤毛细胞、无纤毛细胞、楔状细胞和未分化细胞组成，纤毛摆动协助运送受精卵，无纤毛细胞有分泌作用。输卵管的这些功能都受女性性激素影响，随月经周期产生周期性的变化。

受精

只有优质精子才能使卵细胞受精，按出场顺序人为地分成四步：

受精过程

精子获能	顶体反应	卵细胞激活	受精完成
精子经过女性生殖道时，外源蛋白质被清除，精子质膜的理化和生物学特性发生变化，使精子获能而有机会受精。	获能的精子与卵细胞膜上的糖蛋白结合，激发精子产生顶体反应，顶体内膜上产生顶体蛋白，加速精子穿越卵细胞膜。	精子一旦与卵细胞接触，卵细胞本身也会发生一系列的激活变化，为受精做好准备。	与卵细胞融合的精子，穿过放射冠，释放顶体酶，穿过透明带进入卵周隙，进入卵细胞内，精卵融合，形成雄原核；与此同时，卵细胞核完成两次减数分裂，形成雌原核。雌、雄两原核结合，建立完整的染色体组，受精至此完成。

子宫和环境

子宫是孕育胚胎、胎儿和产生月经的器官，位于骨盆腔中央，在膀胱与直肠之间，外形像一个倒放的梨，重50~70克，长7~8厘米、宽4~5厘米、厚2~3厘米，子宫可分为底、体与颈三个部分。宫体与宫颈比例因年龄而异，青春期前为1∶2，生育期为2∶1，绝经期为1∶1。

子宫体壁由外向内为浆膜层、肌层及黏膜（即子宫内膜）三层。子宫颈外口与阴道相通，宫颈管黏膜分泌碱性黏液，黏液成分受性激素影响，随月经周期发生周期性变化，形成的黏液栓不但可以为精子开门，还可以抵御外部有害细菌的侵入。

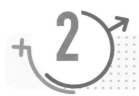

健康怀孕的模式

精液中的精子通过性交排精进入阴道，再通过子宫颈、子宫腔，到达输卵管宽敞的壶腹部与卵细胞见面，最终一个最优秀的全能精子矫健地进入卵细胞，受精，其他陪跑的精子会被人体巨噬细胞吞噬掉。

受精卵一边经历细胞分裂发育，一边经输卵管输送到子宫腔内，历时5~8天，种进子宫温软的"土壤"里，医生称为"胚胎着床"或"胚胎植入"。此后，宝宝在子宫里吸取养分，历经9个月左右，从几十个细胞生长发育成呱呱坠地新生儿。

怀孕需要五个要素达到一定的条件

（1）男性能排出正常的精子　世界卫生组织（WHO）第5版（以前的版本比这个要求高，可见全球的男性精子数量和质量都在走下坡路）精子标准包括以下几个方面：

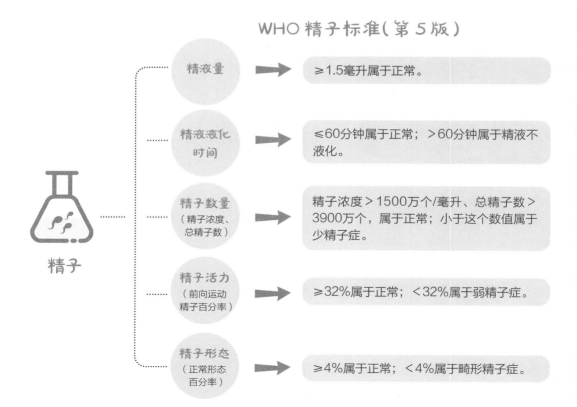

WHO 精子标准（第 5 版）

精子		
	精液量	≥1.5毫升属于正常。
	精液液化时间	≤60分钟属于正常；>60分钟属于精液不液化。
	精子数量（精子浓度、总精子数）	精子浓度＞1500万个/毫升、总精子数＞3900万个，属于正常；小于这个数值属于少精子症。
	精子活力（前向运动精子百分率）	≥32%属于正常；＜32%属于弱精子症。
	精子形态（正常形态百分率）	≥4%属于正常；＜4%属于畸形精子症。

如精子任何一项达不到上述标准，就可能使女方怀孕困难。

（2）卵巢能排出健康的卵细胞　月经正常的女性，每个月经周期一般都有一个健康成熟的卵细胞排出，这样才有机会怀孕。因有卵巢功能减退或因有其他排卵障碍而造成不排卵的女性，怀孕就可能困难。

（3）恰当的时机精子和卵细胞能够见面并结合。

先看精子在阴道内的存活时间，精子在阴道存活时间是很短的，一般在同房之后2小时，90%死亡；36小时，全部死亡。在阴道内，酸度越强精子死亡越快。

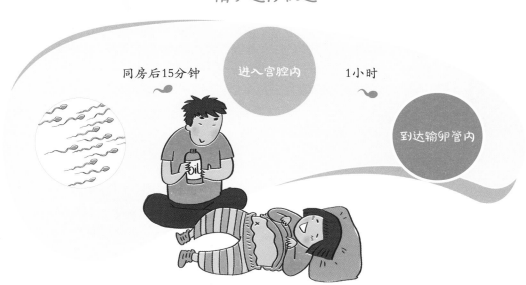

精子运行轨迹

再来看精子的运行和在其他地方存活的时间：

精子在女性体内具有较强受精能力的时间是1~2天，卵细胞排出后能存活1天左右，也就是说只有在女性排卵前后1~2天内同房，才有受孕的可能性，在非排卵期同房是不会受孕的。另外，地点很重要，精子和卵细胞要在输卵管见面结合，如果输卵管发生了阻塞，也就完全失去了自然受孕的先决条件。

（4）受精过程不要出现问题。

（5）子宫要好，即土地要肥沃；环境适宜，即全身状况和免疫状态要正常；子宫局部环境和胚胎发育要同步，即与受精卵发育合拍，受精卵要到达子宫腔内，才能着床和发育。任何影响子宫的因素，或者子宫内膜与胚胎不能合拍的情况，都会影响胚胎着床、种植。

如果五大要素都达标，生殖器官是如何运作的呢？

（1）女性生殖器官的运作方式

女性生殖器官在体内：阴道、子宫颈、子宫、输卵管、卵巢，通力协作，各司其职，共同完成月经周期、孕育新生命和生产的伟大事业。

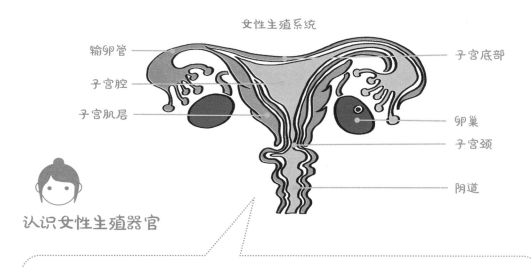

女性生殖系统

输卵管
子宫腔
子宫肌层
子宫底部
卵巢
子宫颈
阴道

认识女性生殖器官

阴道	子宫颈	子宫
为管状结构，将内部生殖器官与外部生殖器相连，有弹性，在分娩时会伸展。	位于阴道和子宫之间，分泌的黏液有助于精子游动。子宫颈也非常灵活，分娩时会扩大。	由三层组成的肌肉器官：外层、中层、内层。卵细胞受精后，进入到子宫并着床于子宫内层，发育长大成宝宝。

卵巢	输卵管
一般会左右各一个，卵巢有2个功能：①储存卵泡，每个月有卵泡成熟并向输卵管中释放一个卵；②产生雌激素和孕激素，这些是对怀孕至关重要的激素。	一般会左右各一个，是卵巢联系子宫的通路，它们的末端有20~25个手指状的结构。这些"手指"会守候在卵巢附近，抓取卵巢释放的卵细胞和精子见面、受精，形成受精卵。

（2）男性生殖器官的运作方式

男性生殖系统大部分都在体外：阴茎、阴囊、睾丸、附睾、输精管、尿道。

阴茎

是发生性生活的器官，当性高潮时，精液从阴茎射出。精液是男性生殖系统产生的天然液体，可以含有精子。

阴囊

是位于阴茎下方的"皮袋子"（囊性结构），内有睾丸。睾丸产生精子，可以使卵细胞受精，睾丸还产生睾丸激素——对生育至关重要的激素。

附睾

从睾丸产生的精子并不成熟，不能使卵细胞受精。所以，精子从睾丸中来到附睾，缓慢穿行在附睾里，最终锤炼成熟，做好准备使卵细胞受精。

输精管

一旦精子成熟，它就会进入输精管。输精管是将附睾连接到盆腔的管道。

尿道

是从膀胱底部一直延伸到阴茎末端的管道。精子可从盆腔进入尿道，准备射精。在性交期间阴茎勃起时，膀胱尿液被尿道堵上，因此只射精不撒尿。

认识男性生殖器官

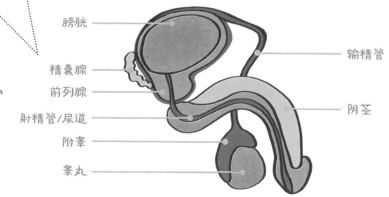

膀胱

精囊腺
前列腺
射精管/尿道
附睾
睾丸

输精管

阴茎

男性生殖系统

健康怀孕的过程

卵细胞从卵巢中释放出来后，进入输卵管的卵细胞会产生一种酶来吸引精子。

尽管男性在射精时会释放出数千万个精子，但只有几百个精子能幸运地能通过子宫颈进入子宫，再到达输卵管，正好碰到一个月产生一个的珍贵卵细胞，最终只有一个精子可以进入卵细胞，使其成为受精卵。然后，受精卵一边分裂一边被从输卵管输送到子宫，植入内膜并正式开启生长发育。

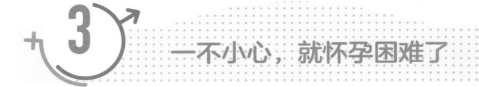

怀孕困难不是一种病，而是许多种疾病的后果！前面说过：五大要素中的任何一项出现问题都可能导致怀孕困难。

之所以说怀孕困难不是病，而是病的后果：

第一层意思 ⋯⋯⋯⋯⋯⋯⋯⋯⋯⋯⋯⋯⋯⋯⋯⋯⋯⋯⋯⋯⋯⋯⋯⋯⋯⋯⋯⋯⋯⋯⋯⋯⋯⋯⋯⋯⋯

因为可能这个病本身从疾病的角度去看，它已经好了。譬如输卵管炎症，经过炎症治疗，输卵管炎治愈了，可是输卵管不通，导致精子见不到卵细胞的面，后果是怀孕困难。

第二层意思 ⋯⋯⋯⋯⋯⋯⋯⋯⋯⋯⋯⋯⋯⋯⋯⋯⋯⋯⋯⋯⋯⋯⋯⋯⋯⋯⋯⋯⋯⋯⋯⋯⋯⋯⋯⋯⋯

如果原来怀孕困难，通过医学手段怀孕了，并不能表示怀孕困难就治愈。同样是上面的例子，输卵管阻塞的人通过试管婴儿怀孕的成功率是非常高的，虽然这一次成功妊娠并生了孩子，可是，第二次怀孕时还是有困难，还需要做试管婴儿。那么，一个通过医学技术跳过去的问题，谁能说它本身得到治疗了呢？既然没有治，是不是就不算病？

因为怀孕困难不是一种病，这是不是许多国家没有把它纳入医保范畴的原因我们不得而知。

所以，怀孕困难的人，听好了：你没病！你找医生不是治病，不要把自己搞得惨兮兮或者无比紧张的样子，你只是需要医生用技术帮帮你的忙——怀孕！其实，你找医生的风险比看病要小太多，99.99%死不了也残不了，和看病相比风险小很多！最不开心的结局一般就是没怀上，但这个比例也很小。

什么情况算怀孕困难？

一对夫妻，性生活正常，而且没有避孕，12个月没有怀孕，即为怀孕困难。

怀孕困难的分类

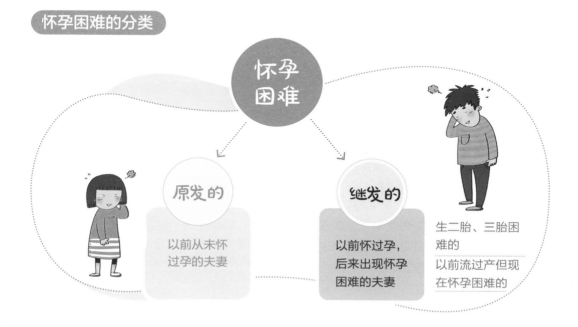

怀孕
困难

原发的

以前从未怀
过孕的夫妻

继发的

以前怀过孕，
后来出现怀孕
困难的夫妻

生二胎、三胎困
难的
以前流过产但现
在怀孕困难的

怀孕困难的发生率

怀孕困难发生率因国家、民族、地区不同存在一些差异，以前的报道是我国发生率为7%~10%。现在看起来要高一些，有一个原因是：以前有独生子女政策，有些人生了一个之后并没有避孕也没有再怀孕，二胎、三胎开放以后，这些人就要算怀孕困难了。

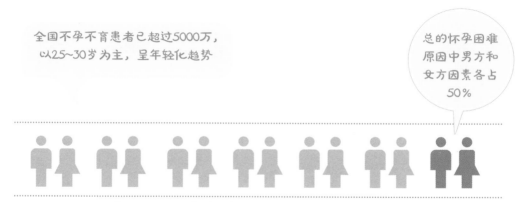

全国不孕不育患者已超过5000万，
以25~30岁为主，呈年轻化趋势

总的怀孕困难
原因中男方和
女方因素各占
50%

平均每6~8对育龄夫妻就有1对面临怀孕困难

聊聊怀孕困难的原因

怀孕困难最常见的原因女性和男性各占一半，有时候双方都有问题，有时候做了各种检查还是找不到原因。

女性最常见的原因

女性最常见的原因：年龄、多囊卵巢综合征（PCOS）、输卵管阻塞或受损、子宫内膜异位症、流产。

（1）年龄

年龄是影响怀孕能力最重要的因素，研究表明，女性生育力在30岁时略有下降，在40岁左右显著下降。随着年龄的增长，卵细胞质量下降，流产概率增高，怀上21三体综合征胎儿等遗传异常的概率也增高。所以，想推迟生育的人可以考虑卵细胞冷冻技术以备不时之需。

夫妻双方都没有任何问题的情况下，一个周期中自然怀孕的概率会随着年龄增长不断下降，从30岁的20%下降到40岁的5%。

虽然年龄是一个重要因素，但对于年龄大的女性来说，试管婴儿技术可以帮助增加怀孕的机会。

（2）多囊卵巢综合征（PCOS）

PCOS是一种内分泌疾病，在发达国家中每5个育龄女性中就有1个患PCOS，我们国家的发病率也在逐年提高。

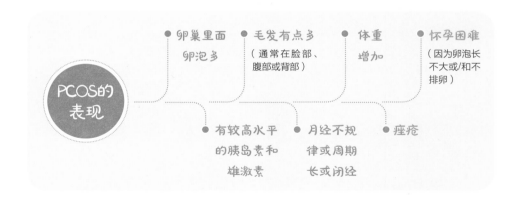

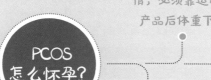

PCOS
怎么怀孕？

减重！减重！降低BMI，PCOS的人控制体重可不是一件容易的事情，必须靠运动，靠调整饮食！不要使用减肥产品，因为用减肥产品后体重下快，反弹会更快。切记勿过快地减重，很危险！

恰当的科学的补充营养素，平衡调节内环境，可提高细胞对胰岛素的敏感性、对糖的利用率，从而降低雄激素。有的人认为自己胖，不缺营养，为什么还要服用营养素？因为，胖是营养失衡的表现，一定要平衡补充。

使用诱导排卵的药物（如克罗米芬），或者人工授精，或者试管婴儿助孕，这个时候看医生，医生会提供最佳怀孕方式。

（3）输卵管阻塞或受损

输卵管阻塞或受损会阻止精子遇见卵细胞。此时，最好的怀孕方式是选择试管婴儿助孕。卵巢功能好、年纪轻的女性也可以先通过腹腔镜手术看能否疏通。

（4）子宫内膜异位症

子宫内膜异位症是一种常见病，从月经初潮到更年期这个时间段里，100个女性中有10个有子宫内膜异位症，3个会怀孕困难。幸而，有许多办法治疗。第3章中专门介绍了子宫内膜异位症的病因、对怀孕的影响和处理方式。

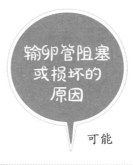

输卵管阻塞
或损坏的
原因

可能

分娩时造成的阻塞

手术造成的意外损坏、感染

输卵管结扎手术

（5）流产

流产是指孕妇在怀孕28周之前妊娠停止的现象，有的国家规定为20周之前，略有不同。流产在怀孕早期发生得最多，孕10周后发生率很低。许多女性经历过流产，但最后绝大多数都会生育孩子，所以，不必把流产视如猛虎。

如果流产两次或两次以上，并且两次之间没有任何成功生育的情况，称为反复流产。反复流产则必须找医生分析并查找原因。

流产的常见原因

- ● 胚胎的基因或染色体异常。
- ● 子宫异常。
- ● 内分泌异常。
- ● 感染和其他疾病。
- ● 生活方式有问题（如吸烟、酗酒或吸毒等）。
- ● 与年龄有关：40岁以上流产的可能性明显增加。

Tips 还有相当多的流产现象找不到明确的原因。

如果出现反复流产，医生在排除以上原因之后，可建议患者查免疫方面的问题，或者做胚胎筛选。

（6）子宫肌瘤

肌瘤是在子宫壁上形成的肌肉组织的良性生长。20岁以下少见。但30岁以上，100个女性中有20个有子宫肌瘤，有不到3个会怀孕困难。

大多数肌瘤没有任何症状。如有症状，因肌瘤的大小和位置不同，表现亦不同。

治疗肌瘤通常选择宫腔镜或腹腔镜手术，小的肌瘤或者位置在不重要（普遍认为不影响着床）的地方的肌瘤，孕前可以不用处理。

子宫肌瘤的常见症状

- ✓ 异常出血
- ✓ 尿频
- ✓ 腹部压迫感
- ✓ 疼痛

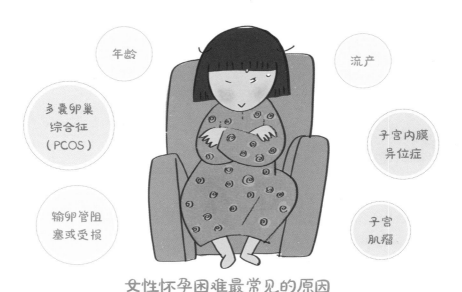

女性怀孕困难最常见的原因

男性最常见的原因

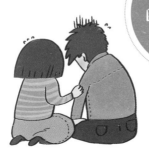

引起怀孕困难的主要男性问题

（1）精子有问题

最常见是精子数量少、精子活力不够、外形不正常或有抗体。

（2）无精子

当射出的精液中没有精子时，就称为无精子。原因可能是由于遗传异常没能产生精子；也可能是精子数太少，不够跑到射出来的终点；或是输精管切除术后，导致射出道路切断。

有的无精子，睾丸活检却是有精子。

（3）输精管或其他精子运输管道阻塞

输精管或其他导管阻塞的原因很多，如手术、输精管切除术，或因严重的外伤或感染造成阻塞，又或出生时的先天性阻塞。某些情况下可以通过手术恢复通畅，或者可以选择手术取精来进行试管婴儿助孕。

（4）性功能异常

有些男性不能正常射精，可能是因为患有糖尿病、脊髓受伤、服用某些药物或者存在心理障碍，导致射精困难。这类情况试管婴儿助孕是非常明智的选择，因为怀孕成功率很高。

（5）年龄

尽管男性年龄不会像女性那样因年龄明显地影响怀孕能力，但精子质量确实会随着年龄的增长而下降。高龄男性的后代也更容易患自闭症和其他心理健康问题，也可能导致学习障碍。如果男性超过45岁要孩子，则流产的风险会更高。

男性导致的怀孕困难，比较容易诊断，治疗方面可以选择第二代试管婴儿助孕。

那些
让怀孕困难的
问题

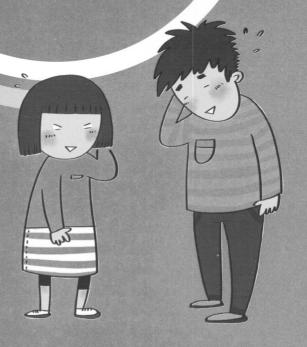

○ 影响怀孕的五大要素是怀孕困难的原因，有夫妻单方面的原因，如丈夫精液异常、性生活异常、免疫问题等；妻子盆腔疾病、输卵管炎症、子宫内膜异位症、PCOS等。也有夫妻双方问题的，如丈夫精液有问题，同时妻子患PCOS等。还有从检查结果来看，双方都没有发现问题，但就是怀孕困难，这叫不明原因的怀孕困难，但随着医学技术的进步，越来越多不明原因的怀孕困难能够得到诊断。

○ 下面这一部分将全面阐述怀孕困难的常见问题和应对办法。

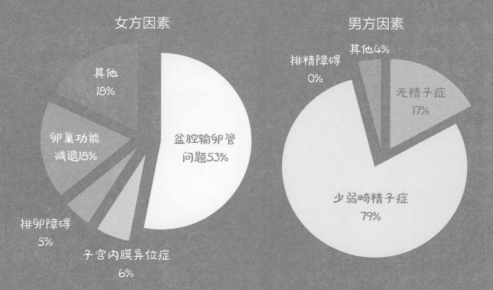

2018年作者所在医院生殖中心怀孕困难的试管助孕患者原因分布

女方因素

其他 18%

卵巢功能减退18%

排卵障碍 5%

子宫内膜异位症 6%

盆腔输卵管问题53%

男方因素

排精障碍 0%

其他4%

无精子症 17%

少弱畸精子症 79%

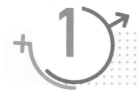

女方问题TOP 5

多囊卵巢综合征

（1）多囊卵巢综合征（PCOS）的概念

多囊卵巢综合征（PCOS）是一种内分泌疾病，影响到多达20%的女性。"多囊"是指通过盆腔B超发现卵巢里面有多个无回声囊性外观的结构，通常卵巢略大，有卵泡，看到的小囊数量是一般正常人的2倍；"综合征"是指患有PCOS的女性因激素异常表现出来的许多症状。

虽然PCOS如此普遍，但不同人的表现轻重和受影响程度都不同。对于一部分女性来说，没有感觉和影响，或是感觉很轻微。

PCOS与PCO（多囊卵巢）不同，PCO可影响三分之一的女性，仅有卵巢多囊表现，没有与综合征相关的内分泌异常：不规则月经或停经，也没有排卵障碍和/或其他内分泌异常的症状。PCO不需要治疗，而PCOS是需要治疗的。

每个月经周期，双侧卵巢通常会有几个卵泡竞相长大，准备排卵，但最后只有一个卵泡占主导地位，可以长到成熟，释放卵细胞。但是，PCOS女性的卵巢中，存在很多的小卵泡，至少一侧卵巢内小卵泡数量大于12个，但却没有任何一个卵泡发育到足以占优势而成熟，也就没有卵细胞排出。

对于大多数女性而言，正确的诊断和正确的治疗是控制PCOS的第一步。

（2）PCOS的原因

尚无PCOS的明确原因。目前可以肯定的是：它不是单基因病，研究表明可能是几种不同基因组合作用的结果，称作多基因遗传。多基因遗传意味着多个基因共

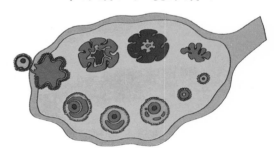

正常卵巢和多囊卵巢对比

正常卵巢

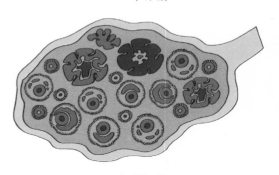

多囊卵巢

同起作用的遗传状况。综合目前的研究看，它可能是遗传的，也可能是生活方式和环境因素造成的。

（3）PCOS的表现

患PCOS的女性的表现因人而异，以下症状可能或多或少，或部分或全部都有：

PCOS的表现

表现	具体表现
月经不规律或不来月经	大多数患PCOS的女性没有规律的月经。PCOS女性还可能会在正常的月经周期（每隔23~35天一次）之外经历不规律的出血，或者出现不来月经，也称为闭经。也有一些人，会出血量多或毫无规律地间歇性出血
多毛	由于雄激素增加，PCOS女性可能会出现面部或体毛增加的情况。这种症状称为多毛症，可能持续存在，直到雄激素水平降低为止。多毛可以表现不同，包括面部汗毛变多和/或变厚，手臂、腿、腹部、背部、胸部的毛和阴毛增加
头皮脱发	与多毛症类似，高雄激素水平高会导致男性一样的脱发，直到雄激素水平降低，脱发现象才会好转
痤疮和/或油性皮肤	痤疮或油性皮肤也是一种常见表现，特别是过了青春期的那种痤疮，令人苦不堪言。通常出现在"激素敏感"区域，如脸颊、下巴和脖子。痤疮表现有轻有重，有的是轻微皮下的小肿块，有的块头大还痛，需要较长时间才能消退
莫名其妙的持续性的体重增加	PCOS的代谢紊乱，使身体难以合理使用胰岛素。要知道，胰岛素的作用是将食物中的糖和淀粉转化为人体可以利用的能量。但患PCOS的女性，身体变得对胰岛素具有抵抗力，不能被利用，而是在血液中积累，可导致体内糖和淀粉得不到利用而堆积，体重也会随之增加

Tips 如果没有成熟卵细胞排出，很难有正常的月经。因为，排卵后卵泡会立即释放一种孕激素，孕激素让子宫内膜发生改变，变得有利于胚胎种植，即可以怀孕了。如果没有怀孕，内膜将脱落成为月经。但是如果不排卵，卵巢将继续产生雌激素和雄激素，而在没有孕激素的情况下，不会按期来月经。所以，这就是PCOS女性可能根本不来月经或月经不规律的原因。

Tips 中国大陆女性，雄激素增加的比例为10%左右，并不常见。

Tips 中国大陆女性发生率不高，亚洲女性韩国发生率比较高。

Tips 更糟糕的是：高胰岛素水平会反过来触发更多雄激素的释放，从而导致腹部等部位的重量增加，与身体脂肪的总体增加不同，大肚子型腹部肥胖如果不加干预，很容易出现恶性循环。

（4）PCOS和激素

胰岛素

胰岛素由胰腺产生，其重要作用是将食物中的能量释放或存储起来，从而使血糖保持在正常水平。如果体内吸收的糖分超过需要，胰岛素会帮助身体存储糖分，一直存储到身体要用的时候，例如体育锻炼或两餐之间，在这个时候可利用存储的糖分。而患PCOS的女性许多会有胰岛素抵抗，这意味着体内的细胞会拒绝正常水平的胰岛素，身体不得不产生更多的胰岛素来调节人体血糖水平，而过多的胰岛素也会使人体产生过多的雄激素。如果增加的胰岛素还是不够调节降低血糖，就会出现血糖升高的情况，长期血糖失调会发展为糖尿病。

雄激素

不要以为雄激素是男人的专利，和雌激素不是女人的专利一样，男人和女人都会产生不同量的雌激素和雄激素。雄激素的两个主要成分是睾酮和雄烯二酮，它们在重要的男性性状和生殖系统中起作用。在女性中，雄激素的主要目的是将其转化为雌激素。但是，患PCOS的女性中，体内产生的雄激素超过体内所需要的雄激素，过量的雄激素会阻止排卵，还会引发多毛、痤疮和大肚子型腹部肥胖。

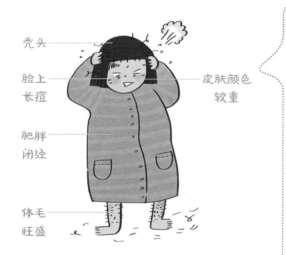

秃头

脸上长痘

肥胖闭经

皮肤颜色较重

体毛旺盛

多囊性卵巢综合征的特征

（5）PCOS该怎么办？

非常遗憾，目前还没有可以完全治愈PCOS的方法！

但是通过正确的治疗，可以很好地控制由PCOS引起的以上所有症状，不影响身体健康。应该怎么做呢？

①改变生活方式

健康的生活方式是最重要的，它将有助于减少由于PCOS引起的任何威胁健康的风险。保持健康的体重和增加日常运动是最重要的两个步骤。

约有75%的PCOS女性超重，其中50%已达到肥胖的诊断。这里有一个重要信息：只要减轻5%~10%的体重，有PCOS症状的超重女性，上述各种临床表现就会明显好转。研究表明，这种一点点的减肥，就可以达到减少50%的胰岛素抵抗的作用，恢复排卵，能够改善怀孕能力并有更好的身体舒适感。体重控制是任何女性怀孕前的必备功课，对于患PCOS的女性意义更大。

②提高机体对胰岛素的敏感性和降低血糖

研究表明，L-精氨酸盐酸盐、左旋肉碱、硫辛酸等有提高机体细胞对胰岛素敏感性的作用，N-乙酰基-L-半胱氨酸、D-手性肌醇，以及肉桂皮、巴拉巴叶等一些植物提取物对降低血糖有作用，能够在PCOS人群中恢复排卵、提高怀孕能力。

药物：二甲双胍是常用的治疗2型糖尿病的药物，有助于提高人体对胰岛素的敏感性，帮助人体接受正常水平的胰岛素。但也有研究表明，PCOS人群同型半胱氨酸升高，与妊娠并发症有关，而二甲双胍治疗PCOS可能升高同型半胱氨酸水平，所以，用药之前需要医生正确评估。

③性激素

孕激素	避孕药
PCOS的人月经周期的后段时间使用孕激素，可以让内膜转换到分泌期，达到使月经来潮的作用。	口服避孕药可降低和调节激素水平，让月经规律；还有些避孕药可以降低雄激素水平，减轻多毛和痤疮。

④抗雄激素药物

与其他药物相比，抗雄激素药物太少。有些避孕药长时间使用，也可以产生阻止雄激素的作用，用来减轻痤疮、多毛和脱发等症状，确实是不错的选择。但是，如果是要怀孕，长时间吃避孕药怎么能怀孕？好在有一些降低血糖的成分也有明显的抗雄激素作用，如果要怀孕，医生可以选用这些营养成分来对抗雄激素。

⑤情绪问题

对于许多女性而言，对付PCOS带来的各种问题很不容易。研究表明，与普通人群相比，患有PCOS的女性的焦虑和抑郁程度更高。很多患PCOS的女性，倍受焦虑和/或抑郁的煎熬，这条路上人太多。

对PCOS本身不了解，对自己没有信心，对医生的建议难以执行，以及对怀孕的渴望，这些都会导致整体情绪及健康的下降。尤其是因为体重增加、多毛，有一些人会因自我形象而产生自卑感。

反过来，精神健康不佳可能会使自己更加难以遵循健康的生活方式。所以，应该好好学习有关PCOS的知识，虽然现在不能根治它，但完全可以使人做到让PCOS对健康没有影响，如果你能管理好自己，你的卵细胞比一般人多，一般绝经时间会晚一些。所以，请记住：患有PCOS的女性，你的美丽和长寿需要你付出比一般人更多！

（6）PCOS怎么怀孕？

PCOS是女性不孕症的主要原因。由于雄激素的增加，月经可能不规律，使排卵有问题，这意味着自然怀孕会很困难。超重或肥胖的PCOS女性，无论是自然怀孕还是找医生助孕，都是有难度的。

幸运的是：通过正确的调理，有60％的PCOS女性可以自然怀孕，而无须任何方式助孕。

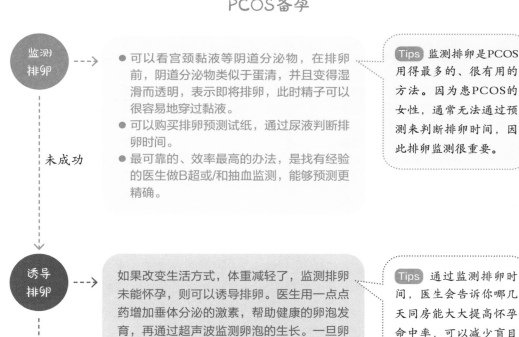

PCOS备孕

监测排卵
- 可以看宫颈黏液等阴道分泌物，在排卵前，阴道分泌物类似于蛋清，并且变得湿滑而透明，表示即将排卵，此时精子可以很容易地穿过黏液。
- 可以购买排卵预测试纸，通过尿液判断排卵时间。
- 最可靠的、效率最高的办法，是找有经验的医生做B超或/和抽血监测，能够预测更精确。

Tips 监测排卵是PCOS用得最多的、很有用的方法。因为患PCOS的女性，通常无法通过预测来判断排卵时间，因此排卵监测很重要。

未成功

诱导排卵
如果改变生活方式，体重减轻了，监测排卵未能怀孕，则可以诱导排卵。医生用一点点药增加垂体分泌的激素，帮助健康的卵泡发育，再通过超声波监测卵泡的生长。一旦卵泡长到合适的大小，再让它发生自发排卵或采取相应方式激发排卵。

Tips 通过监测排卵时间，医生会告诉你哪几天同房能大大提高怀孕命中率，可以减少盲目同房带来的压力。

未成功

助孕
如果以上方法3~12个月依然没有怀孕，或者是还有其他问题，如输卵管阻塞、男方精液有问题，那么建议试管婴儿。

（7）关于PCOS的最新进展

2020年，意大利团队做了一件很有意义的事情，2020年2月3日开了个会，制定了6项决议，进行了辩论和讨论，4月15日终于通过软件Livestream会议达成共识。

● **决议概要**

1. PCOS是一种公认的医学问题，对生殖、总体健康、性健康和生活质量都会产生不良影响。
2. PCOS的症状和体征在一生的很早期就会出现，尤其是在PCOS母亲出生的新生儿中。
3. PCOS患者的妊娠相关并发症，包括糖尿病在内的风险会显著增加。
4. 存在相对应的PCOS男性问题，可能影响代谢和生殖。
5. 目前虽然所有PCOS用药都是超适应证的，还没有哪一个药被FDA或者EMA等批准用来治疗PCOS，但目前PCOS的药物治疗是有效的、合理的和基于证据的。
6. 有证据支持PCOS的营养治疗好处多多，值得研究和推广。

输卵管炎症

（1）什么是输卵管？

输卵管是连接女性的卵巢与子宫的通道，绝大多数人的输卵管和卵巢一样，也是对称分布的，左右各一。输卵管的管径很细，卵细胞和精子在输卵管里面受精，受精卵一边发育一边穿行于输卵管到达子宫。当一条或两条输卵管阻塞时，称为输卵管阻塞或输卵管因素的怀孕困难。输卵管因素的怀孕困难是女性怀孕困难的主要原因之一。

（2）怎么知道输卵管是否阻塞了？

与其他常见的妇科疾病不同，输卵管阻塞很少能让人有什么不舒服的感觉。一些妇女可能输卵管阻塞了，但完全没有任何症状和不适。

有一种比较少见的输卵管阻塞类型——输卵管积水，与其他输卵管阻塞没有感觉不同，它可能会导致下腹部疼痛并排出异常的白带，但也不是每个女性都会出现这些症状。另外，由于输卵管积水的炎性液体可能会流入子宫腔，从而影响胚胎正常植入着床。

（3）是什么原因导致输卵管阻塞？

输卵管阻塞的原因有很多

原因	具体解答
盆腔炎症	炎症通常发生在输卵管内部，与淋病或衣原体感染等性传播感染有关。炎症也可能发生在管外，其他器官（如阑尾）的感染会波及输卵管
先天性输卵管阻塞	这是从出生就存在的一种输卵管阻塞
其他手术后的意外伤害	手术后的疤痕组织可能会阻塞输卵管
严重子宫内膜异位症	在严重子宫内膜异位症的影响下，输卵管可能由于粘连或疤痕组织而受损或阻塞

Tips　最常见的引起管阻塞的原因。

Tips　非常罕见。

（4）输卵管如何导致怀孕困难？

每月的排卵期，其中一侧卵巢会释放一个卵细胞，受精后穿行于输卵管最后到达子宫。如果输卵管阻塞，则精子将无法见到卵细胞，这意味着无法受精，发生怀孕困难。如果仅一条输卵管阻塞，可以用少量的促排卵药物，让在未阻塞的输卵管一侧的卵巢多一点排卵机会。

尽管输卵管阻塞会导致怀孕困难，但对于医生而言，诊断输卵管阻塞很容易。

（5）如何诊断输卵管阻塞？

如果精液常规正常，排卵也没有问题，医生通常会检查输卵管的通畅性。很多办法可用于检查：

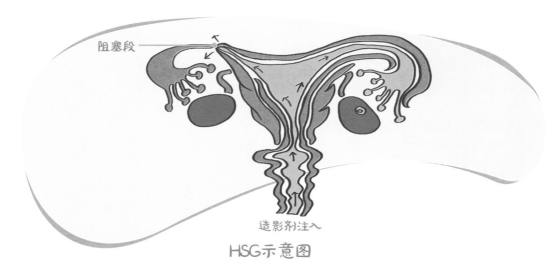

HSG示意图

输卵管通畅性检查方法

检查方法	操作说明	
子宫输卵管造影（HSG）	在X射线下使用对比染料的显影检查，观察输卵管是否阻塞。经阴道插管，染料经过一根细细的管子进入子宫腔，子宫充满染料后，就会溢出到输卵管中，然后进行X射线拍照，看是否阻塞。这么做，还可以确定阻塞的位置	Tips 因为疼痛轻，通常是在清醒状态下检查，不需要麻醉。
子宫超声造影	使用超声成像代替X射线，操作方法与HSG相似，将一根细管穿过阴道进入子宫，超声下看输卵管是否存在阻塞	Tips 不需要麻醉。
宫、腹腔镜输卵管插管	在宫、腹腔镜下，进行输卵管插管通液术，医生可以看到带染料液体从输卵管中溢出	Tips 这是确定输卵管是否阻塞的最可靠的检查方法，但需要手术和全身麻醉。

（6）输卵管阻塞怎么治疗？

一旦诊断输卵管阻塞，有许多不同的方法可以治疗和解除阻塞。如果只有一条输卵管阻塞，医生可能会建议继续尝试自然怀孕，因为另一侧输卵管是通的，是有机会怀孕的。如果两条输卵管都阻塞，可以选择开腹手术或腹腔镜手术，疏通输卵管。如果术中看见输卵管和卵巢之间仅有少量粘连，那么手术后自然怀孕的机会就很大。当然，在手术之前，一定要评估卵巢功能，如果卵巢功能不好，可能手术会使整体状况雪上加霜，即使输卵管术后通畅，也会因为没有卵细胞而导致怀孕困难。另外，如果发现男方的问题很严重，如精子极少或者梗阻性无精子，根本用不到输卵管，就不要做手术了。

但在一些情况下，手术可能无效，因为输卵管阻塞严重，很难修复，相当于这个手术白做了，这种情况下，试管婴儿助孕成了唯一的选择，试管婴儿技术是把胚胎直接放入子宫中，绕过了在输卵管中进行受精和输送的过程。

子宫内膜异位症

（1）什么是子宫内膜异位症？

子宫内膜异位症是生育年龄女性的一种常见病，约占十分之一。子宫内膜异位症是指子宫内膜生长在子宫腔以外，形成疤痕组织，导致局部组织破坏和变形，而使自然怀孕困难的情况。诊断有早有晚，而被诊断的人中有三分之一存在怀孕困难。

子宫内膜异位症可以很多方式导致怀孕困难，最常见的是子宫内膜异位症损害了输卵管和卵巢，影响了卵细胞和精子的运送，显著降低了怀孕能力。即使输卵管和卵巢未受损，子宫内膜异位症也会影响精子的运动，影响输卵管拣拾卵细胞，影响卵细胞受精、着床以及胚胎发育。

（2）子宫内膜异位症的原因是什么？

子宫内膜异位症的原因尚不完全清楚，可能因人而异。目前能确定的是：与子宫内膜异位症者有近亲关系的人，患病的概率会高出十倍。

由某女性健康组
织调查得出的子
宫内膜异位症发
生因素

- 晚育（即高龄初次怀孕）。
- 早来月经（指11岁之前来第一次月经）。
- 太瘦。
- 免疫异常。
- 过量饮酒。
- 其他因素。

（3）子宫内膜异位症的表现有哪些？

常见症状包括越来越严重的痛经、反复的痛经，需要使用强效止痛药。疼痛通常与来月经同时开始，也可能会提前几天出现，持续时间长短不一。但是，切记：并不是所有在月经期的疼痛或不适都意味着患有子宫内膜异位症。

子宫内膜异位症的表现

临床表现	具体说明
反复痛经或盆腔痛	● 子宫内膜异位症引起的痛经通常会随着年限增长而加重，并且可能对口服止痛药产生耐药，用着用着就不管用了。 ● 一些女性可能还会出现其他部位的疼痛，如背部疼痛和肛门坠痛；有时这种疼痛会日益加重，即使不是经期也痛
不规则出血或点滴出血	经期前出血或点滴出血通常是子宫内膜异位症的征兆，在正式月经开始前的12~24小时之前有点滴出血或极少量间断出血，表明有子宫内膜异位症
同房时疼痛	约三分之二的子宫内膜异位症女性会经历某种形式的性交痛，疼痛的类型和严重程度因人而异
无症状	● 约25%子宫内膜异位症女性可能没有任何症状，自己毫无感觉，通常是在其他手术过程中，或者因怀孕困难，才诊断出来。 ● 子宫内膜异位症本身的严重程度与患者自我感觉的严重程度是不成什么比例的，这就是为什么有些女性直到怀孕困难才发现自己患有子宫内膜异位症的原因

Tips 疼痛部位有时可以用来帮助估计子宫内膜异位症所在的位置：内膜异位病灶在盆腔的哪个部位或者相关受累的哪个器官。

Tips 如果同房时感觉不对劲儿，最好找医生看看。

Tips 一些女性甚至可能会出现"冰冻骨盆"：盆腔内部器官都因为内膜异位病灶粘连在一起了，但自己并没有什么特别不舒服。恰恰相反，有些人痛经非常严重，但腹腔镜检查发现盆腔病变很轻微。

（4）子宫内膜异位症的诊断

正因为并不是所有在月经期的疼痛或不适都意味着患有子宫内膜异位症，所以临床诊断子宫内膜异位症有一定的难度。

如果医生怀疑有子宫内膜异位症，通常会进行阴道超声检查，可以发现比较大的子宫内膜异位症病灶。但是，有时候确实需要腹腔镜检查才能确诊，在腹腔镜下医生能直接看见子宫内膜异位症病灶的大小、严重程度和位置。

（5）子宫内膜异位症的治疗

子宫内膜异位症可以通过药物或手术治疗，方法因人而异。如果近期要怀孕的话，其中某一些治疗方法可能不能用。

通常情况下，医生会首先会选择药物治疗，手术是最后的选择了。

子宫内膜异位症的治疗方法

止痛药

有时子宫内膜异位症的治疗可能很简单，例如用一用口服止痛片或喷鼻用的止痛药（如布洛芬），目的是缓解疼痛。

Tips　如果服用最大限制剂量的止痛药不能缓解症状，则可能需要进一步的治疗，如采用激素疗法。

激素疗法

尽管激素疗法不能根治子宫内膜异位症，但可以非常有效地、暂时性地消除疼痛。在正常月经周期中，激素的更替起伏使子宫内膜生长、变厚、破裂、月经来潮。激素治疗改变了自身的激素周期，子宫内膜组织生长会大大减慢，并可以防止长出新增的子宫内膜异位症病灶。

Tips　通常激素治疗是用避孕药，有口服的、贴皮肤的，还有植入皮下的。如果近期要怀孕，肯定不能用激素疗法。

子宫内膜异位症

腹腔镜手术

腹腔镜是诊断子宫内膜异位症的最佳方法，同理，腹腔镜也是去除子宫内膜异位症病灶的最佳方法。患有严重子宫内膜异位症的女性，如果想怀孕，还需要考虑卵巢功能是否能经受得住手术，最好先咨询生殖专科医生。

Tips　遗憾的是：腹腔镜术后，子宫内膜异位症和疼痛都有复发的可能，因为还有可能产生新的病灶。

子宫切除术

极度严重子宫腺肌症（有人认为是子宫内膜异位症的一种）可以做子宫切除术，可以是切除宫体、宫颈或卵巢，这可能是最彻底的治疗方法。但也是最后的办法。

Tips　通常需要怀孕的不考虑这么做，因为子宫切除术后将无法自己怀孕。

（6）子宫内膜异位症和怀孕困难

子宫内膜异位症以很多方式引起怀孕困难。女性生殖系统中，卵巢和输卵管，非常脆弱，很容易受到损害。如果子宫内膜异位症损坏了输卵管和卵巢，将显著降低怀孕能力。

输卵管的伞端就像灵巧的手指，在排卵过程中抚摸着卵巢表面，轻轻拣拾卵细胞。当输卵管受到感染时，其纤细精巧的伞端会相互粘连，失去这种拣拾卵细胞的能力。

子宫内膜异位症还可以引起盆腔内的炎症，从而对卵细胞、精子和胚胎产生"不利"的影响，造成怀孕困难。在严重子宫内膜异位症中，宫腔内的子宫内膜通常也会受到影响，这样又会影响胚胎在子宫里面的着床。

问题是，子宫内膜异位症确实无法预防。所以，早期诊断有助于延缓进展，防止对怀孕造成不可挽回的影响。

值得庆幸的是：并非所有诊断子宫内膜异位症的女性都怀孕困难，一些患有子宫内膜异位症的女性仍可自然怀孕并成功生育，完全没有任何问题。

同样值得庆幸的是：绝大多数怀孕困难的子宫内膜异位症的女性，是可以通过治疗怀孕的！

根据病情的严重程度，可能仅仅需要简单的药物治疗，也可能进行腹腔镜手术去除子宫内膜异位症病灶，也可能需要试管婴儿技术助孕。在许多情况下，手术后是能够自然怀孕的。但是，如果还存在其他怀孕问题，如精子有问题，则首选试管婴儿助孕。

对于希望怀孕的人，腹腔镜术前应至辅助生殖机构咨询，如需手术治疗，应选择经验丰富的腹腔镜医生手术，以便尽可能的保护卵巢的生育功能；术后宜尽快到辅助生殖机构就诊，争取尽早妊娠。研究表明，子宫内膜异位症导致的怀孕困难，经保留生育功能手术后，立即采用辅助生殖技术，可明显提高妊娠率。并且，妊娠本身对子宫内膜异位症也是一种有利转变，可谓一举两得！

（7）平时怎么应对子宫内膜异位症？

尽管无法预防子宫内膜异位症，并且不是所有治疗方法都适合所有人，但是，一些生活方式和家庭自用疗法可以缓解各种不适。这些做法包括：

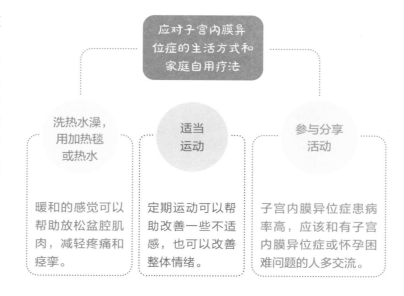

应对子宫内膜异位症的生活方式和家庭自用疗法

洗热水澡，用加热毯或热水

适当运动

参与分享活动

暖和的感觉可以帮助放松盆腔肌肉，减轻疼痛和痉挛。

定期运动可以帮助改善一些不适感，也可以改善整体情绪。

子宫内膜异位症患病率高，应该和有子宫内膜异位症或怀孕困难问题的人多交流。

子宫肌瘤

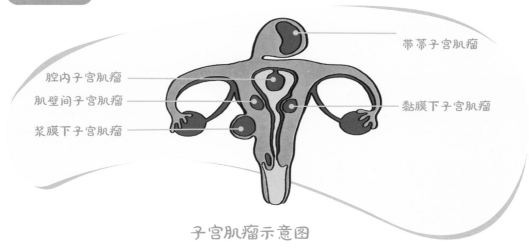

带蒂子宫肌瘤

腔内子宫肌瘤

肌壁间子宫肌瘤

浆膜下子宫肌瘤

黏膜下子宫肌瘤

子宫肌瘤示意图

（1）什么是子宫肌瘤？

子宫肌瘤是良性的，由子宫平滑肌细胞和纤维结缔组织组成，位置多变，大小不一。随着女性年龄的增长，肌瘤发生率不断增加，大多数在三十几岁或四十多岁时开始长肌瘤。尽管肌瘤的生长通常不会对女性健康造成威胁，但有时会对女性怀孕能力造成严重影响。

（2）子宫肌瘤的原因是什么？

至今不知道确切的病因，但一般在有排卵的年龄以后才会出现，然后在更年期变小。因此，医生认为性激素——雌激素和孕酮，会影响它们的生长。

（3）谁有患子宫肌瘤的危险？

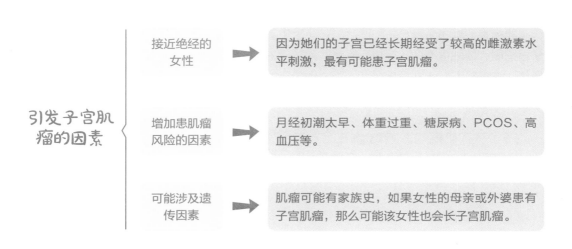

引发子宫肌瘤的因素

接近绝经的女性 ➡ 因为她们的子宫已经长期经受了较高的雌激素水平刺激，最有可能患子宫肌瘤。

增加患肌瘤风险的因素 ➡ 月经初潮太早、体重过重、糖尿病、PCOS、高血压等。

可能涉及遗传因素 ➡ 肌瘤可能有家族史，如果女性的母亲或外婆患有子宫肌瘤，那么可能该女性也会长子宫肌瘤。

（4）子宫肌瘤的表现是什么？

有些女性可能患有子宫肌瘤，却完全没有感觉，或仅有一点点不适感。但也有一些人感觉比较明显。

子宫肌瘤的主要症状

症状	具体说明
月经量多、出血时间长	● 如果月经量多、出血时间长，提示可能有子宫肌瘤，尤其是黏膜下肌瘤扩大了子宫内膜的表面积，会导致出血量的增加。 ● 另一个原因是子宫肌瘤会导致激素紊乱，当肌瘤引起内分泌问题时，它会使子宫肌肉变得脆弱，易被撕裂并引起更多的出血
两次月经之间的异常出血	肌瘤除造成月经量多、出血时间长之外，还可能在月经周期中的任何时间引起异常出血
盆腔痛和下背部疼痛	● 如果肌瘤长得比较大，会引发小腹胀，盆腔疼痛。 ● 严重的情况下，较大的肌瘤会对下背部和膀胱造成额外的压力，可导致下背部疼痛和尿频
同房时痛	同房过程中的不适或疼痛，也可能是子宫肌瘤的一种症状

Tips 出血严重的可能导致缺铁性贫血，当然，这种情况很罕见，如果出现这种情况，也可以找医生治疗。

Tips 这种情况比较罕见，仅在肌瘤长到很大时才会发生。

（5）子宫肌瘤会影响怀孕吗？

根据子宫肌瘤大小和位置，它们会不同程度地造成怀孕困难。

卵细胞和精子受精产生的胚胎，在子宫中着床、发育、长大成宝宝直到出生，如果有子宫肌瘤，胚胎可能会正好想在肌瘤的顶部植入，或者由于肌瘤的大小改变了子宫的正常形状而难以植入，从而造成怀孕困难。但是，如果肌瘤不影响子宫内膜，那可能不会对怀孕能力产生实质性影响。

（6）子宫肌瘤的诊断和治疗

由于肌瘤可能是无症状的，因此，一般在常规的盆腔检查过程中才能发现子宫肌瘤，然后再通过超声检查进行诊断。

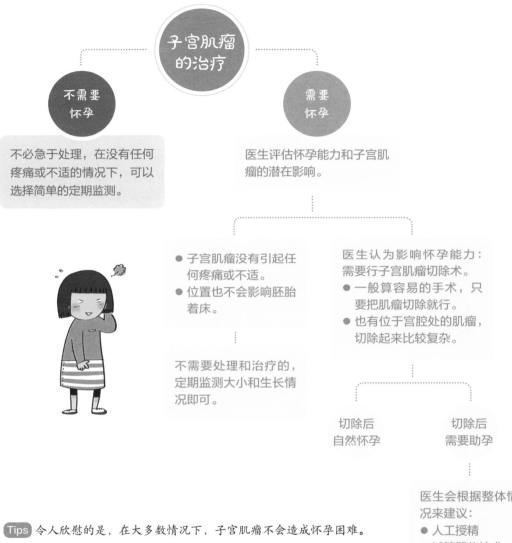

子宫肌瘤
的治疗

不需要
怀孕

需要
怀孕

不必急于处理，在没有任何
疼痛或不适的情况下，可以
选择简单的定期监测。

医生评估怀孕能力和子宫肌
瘤的潜在影响。

● 子宫肌瘤没有引起任
　何疼痛或不适。
● 位置也不会影响胚胎
　着床。

不需要处理和治疗的，
定期监测大小和生长情
况即可。

医生认为影响怀孕能力：
需要行子宫肌瘤切除术。
● 一般算容易的手术，只
　要把肌瘤切除就行。
● 也有位于宫腔处的肌瘤，
　切除起来比较复杂。

切除后
自然怀孕

切除后
需要助孕

医生会根据整体情
况来建议：
● 人工授精
● 试管婴儿技术

Tips 令人欣慰的是，在大多数情况下，子宫肌瘤不会造成怀孕困难。

年龄大

很多女性会选择年龄大一些再要孩子，晚要孩子的理由很多：自己工作忙，顾不上怀孕，没有时间养小孩；在事业上与丈夫比翼双飞；年轻的丈夫表示现在不要孩子；不认为没有孩子就没有婚姻了；想做丁克族；晚婚，所以要孩子的计划也要往后推；想做大事业这样才能给孩子好的物质条件；做过人流手术，总以为自己怀孕很容易；不知道生育能力会随年龄增长逐渐下降，以为孩子何时想要都能要上；等等，这些都是晚要孩子的理由。

现实中，大家看到许多女艺人40多岁才生育，但是，大家也许忽略了事情的另一方面，许多女艺人因为高龄而怀孕困难，最终也没有生孩子。作为女性，如果这一辈子打算要孩子，那就千万不要错过最佳的生育时机！切记"什么年龄做什么事"，生孩子的年限是有限的，有的女性可能30年，有的可能只有10年生育年限。

（1）女性年龄与怀孕能力的关系

比较早期的数据表明：在没有怀孕困难问题的前提下，30岁女性，一年之内75%可以怀孕，四年之内91%可以怀孕。到了35岁，一年之内66%可以怀孕，四年之内84%可以怀孕。到40岁，一年之内44%可以怀孕，四年之内64%可以怀孕。可以看出，随着年龄的增长，即使身体状况没有任何问题，怀孕能力也是越来越低的。如果有其他问题，怀孕概率下降得更快。

（2）生育是有最佳年龄的

对比男性最佳生育年龄为25~35岁，女性的最佳生育年龄略早，为24~30岁，此阶段内分泌系统、神经系统和生殖系统发育成熟，卵细胞的质量最好，此年龄阶段的女性有一定的生活经验、动作敏捷、思维活跃、精力充沛，有利于对孩子的哺养。

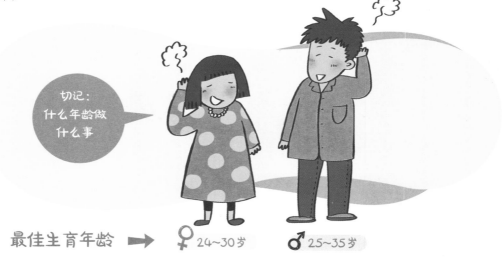

切记：什么年龄做什么事

最佳生育年龄 ➡ ♀ 24~30岁　♂ 25~35岁

（3）晚要孩子是有很多风险的

随着女性年龄的增加，特别是35岁以后，全身合并发病的概率增加，卵泡的数量在逐渐减少，卵细胞老化和异常的概率上升，染色体非整倍性增加，隐性流产或生化妊娠、流产、子女先天愚型发生率增加等，还容易发生妊娠期并发症和难产。

女性要孩子太晚，如果自己卵巢内已经没有卵细胞了，又没有在年轻的时候冻存卵细胞，那使用供卵就成为怀孕的唯一选择了。

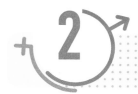

男方问题TOP 4

　　引起怀孕困难的男性常见问题主要包括：精子有问题、无精子、性功能异常和年龄大。

　　男性每次排放射精精子可达上亿条，精子生成周期约74天。精子从无到有，再到精卵融合，生物学的环节包括：精子发生、精子成熟、精子储存、精子排放、精子获能、顶体反应、穿过透明带、精卵质膜的相互作用、精卵原核融合。

精子有问题

　　精子有问题是指精液状态不正常，射出的精液不符合现有的检测正常参考值。

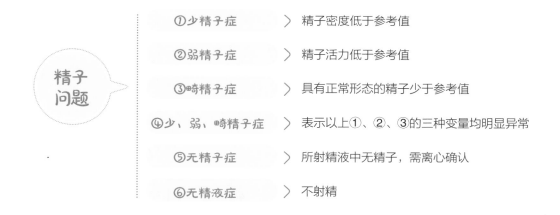

精子问题

- ①少精子症　＞　精子密度低于参考值
- ②弱精子症　＞　精子活力低于参考值
- ③畸精子症　＞　具有正常形态的精子少于参考值
- ④少、弱、畸精子症　＞　表示以上①、②、③的三种变量均明显异常
- ⑤无精子症　＞　所射精液中无精子，需离心确认
- ⑥无精液症　＞　不射精

无精子

　　无精子的发病率在怀孕困难中为5%~20%，一般人群发病率为2%。无精子症必须至少重复检查3次精液均无精子才能确诊。

　　非梗阻性无精子症（NOA）：由于睾丸产生精子严重异常，射出的精液中无精子存在；或睾丸中没有生精细胞。

　　梗阻性无精子症（OA）：由于双侧输精通路梗阻所导致的精液或射精后的尿液中未见精子。

　　如果双侧睾丸体积偏小，有隐睾、睾丸炎、睾丸外伤，促卵泡激素（FSH）值高，多为NOA。但是，如果双侧睾丸体积大小正常，附睾头部饱满，体部增粗，尾部结节，多为OA。

性功能异常

（1）勃起功能障碍

勃起功能障碍是指不能达到和维持足以完成满意性交的阴茎勃起状态，至少6个月才能诊断。原因很多，可以是全身性、医源性、血管性、代谢性、神经性以及内分泌性的。

处理 心理咨询和心理治疗很重要，也可以找医生用药治疗，如果勃起功能障碍明显改善，维持正常性生活1年内妻子仍未怀孕，可以因怀孕困难而进行诊治。

（2）不射精

在正常性刺激下，不能射精，也无性欲高潮。

处理
✓ 在不影响其他疾病治疗的情况下，停止一切影响射精的药物；尽可能纠正尿道疾病和代谢性疾病，如糖尿病。
✓ 心理治疗一般效果不明显。
✓ 解决怀孕困难首选人工授精。人工授精失败或者精液质量差的，可以考虑用阴茎震动刺激或电刺激仪取精，进行试管婴儿助孕；若电刺激取精失败或不能进行时，可以通过睾丸穿刺获得精子，进行试管婴儿助孕。

（3）逆行射精

在性生活过程中，有性高潮及射精感，但由于精液通过膀胱颈进入膀胱，可导致完全或部分无精液顺行射出。

处理 可以通过收集碱化的性交后尿液中的精子，行人工授精或者从附睾、睾丸中获取精子进行试管婴儿助孕治疗。

年龄大

男性生育力同样和年龄密切相关：20~39岁，90%生精小管有精子。到了40~69岁，50%生精小管有精子。80岁以上，仅有10%生精小管有精子。无论数量还是质量都会随着年龄的增长而下降，不仅可能导致怀孕困难，而且还会产生其他影响，男性45岁以后，其妻子流产率增加，还会影响后代，特别是精神、智力方面的健康。下面是我的一篇微博，题目为《高龄男性生殖能力之真相》。

《高龄男性生殖能力之真相》微博摘抄

　　2016年，当媒体报道：Nanu Ram Jogi，一位印度农民，与第4任妻子生了自己的第21个孩子时，让很多男人狂喜不已：90岁精子还行，咱们男人不怕老！

　　而事实却是，高龄生育，无论男女，一样不易！

　　第34届欧洲生殖年会有一个主题报告"关于'高龄生育'"，讲者John Aitken是世界男科协会主席。报告称：当男性超过35岁时，生育能力逐渐下降，使妻子流产率增加。男性的老化还会影响后代的遗传变化，导致端粒长度增加、遗传突变及表观遗传改变，这些风险随父亲年龄线性增加。

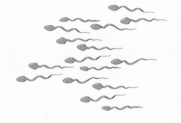

　　随着男性年龄的增长，由于氧化应激的增加，氧化损伤增加，尤其是精子中DNA氧化损伤增加，导致前体生殖细胞（特别是精原细胞）通过在分化为精子之前增加端粒长度来应对这种氧化应激。目前我们并不知道父系生殖细胞中长端粒的遗传在后代的健康轨迹上意味着什么。除了端粒长度增加，氧化应激还诱导精子中脂质过氧化和精子功能的丧失，可造成生育能力的下降。

　　老化精子中的DNA损伤也可导致流产率以及后代携带突变基因概率的增加，因为受精后在卵细胞中，大部分遗传的DNA损伤来自精子，早期胚胎中，超负荷的非正常修复增加，这是后代携带突变概率增加的主要因素，并且精原干细胞群的复制错误也会产生遗传突变。这些机制的共同作用，会影响妊娠和后代健康。

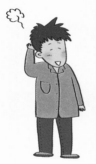

　　所有这些与年龄相关的变化：丧失生育能力、增加流产率、增加后代遗传突变和表观遗传改变，可归因于两个潜在的原因。

3 男女双方问题

双方都有问题的情况，约占三分之一。一般是一开始夫妻一方有问题，因为进行治疗或是不切实际地等待奇迹出现，一直等到另一方随后也出现了问题。一个典型的情况就是：男性少、弱、畸精子症，治疗多年，不见好转，后来女方也出现了问题。2017年7月18日，因为反复遇到这样的就诊夫妻，我觉得有必要让更多人知道，不要重蹈覆辙，所以我第一次开了微博，题目为《不该延误的幸福——男性少弱畸精子症不要一再等待》。

《不该延误的幸福——男性少弱畸精子症不要一再等待》微博摘抄

今天上午一对来自青海的夫妻，结婚18年没有怀孕过。女方40岁，月经紊乱1年多，AMH 0.25ng/mL，B超显示双侧卵巢变小，窦卵泡每侧1~2个，诊断为"卵巢储备功能减退"。丈夫16年前发现少精子症，一直辗转在各大医院、诊所，用中、西医各种治疗。这位丈夫描述的是这18年来，吃药和吃饭一样，顿顿不落。现在对吃药绝望了，所以夫妻双方远道而来我院要求"试管"助孕。

晚上回来，内心难以平复，真是感慨万千，就在不久前我的一位患者也是因为男方原因一直服药治疗，期间还做过2次精索静脉曲张手术。20多年，年年的等待，实在熬不住了想做试管了。我们检查后发现女方接近绝经，最后只好等待赠卵。

回想一下，这些年，见过很多这种情况，本来因为男方少、弱、畸精子症不孕，女方子宫、卵巢都正常，用简单的二代试管就可以轻松解决，获得生儿育女的机会。可是，因为等待，妻子年龄也大了，卵巢功能减退，再来找医生，原本是一个人的问题，现在变成了两个人的很严重的问题，这种情况助孕相对更困难，花钱多，成功率低。

我是真不想再看见这样的延误，欢迎热心的人传播一下，希望每个家庭都不要延误属于自己的幸福。

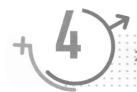

神秘的遗传病：遗传物质问题

　　遗传病是指由遗传物质发生改变而引起的疾病。

　　遗传物质是指父母与子女之间传递遗传信息的物质，人的遗传物质是脱氧核糖核酸（DNA）。1956年，Tjo和Levan确认人类的染色体数目是46条。基因是具有特定遗传效应的一段DNA，它们位于染色体上。人与人之间的不同，如身高、头发、肤色等，都是由基因和基因表达不同决定的。

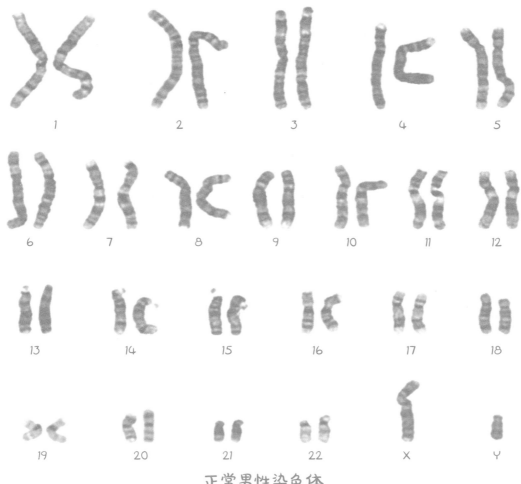

正常男性染色体

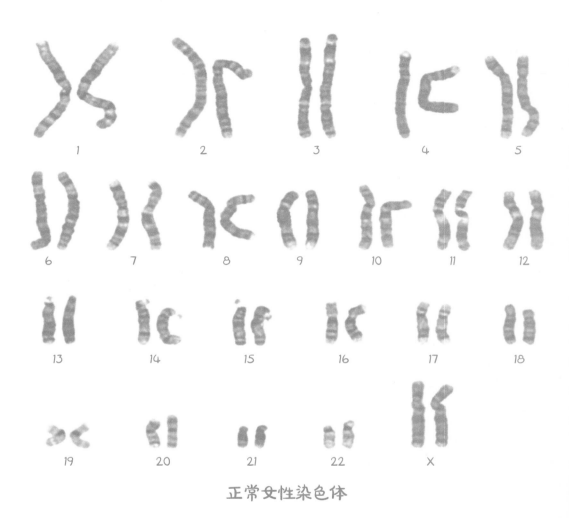

正常女性染色体

染色体病是指染色体数目和（或）结构异常导致的疾病，因为一段染色体上的基因很多，所以染色体病常涉及多个器官、系统的异常，发病就很严重。因此，染色体病会使大多胎儿在胚胎期死亡，表现为流产或死胎。少数染色体病患者能存活，也常表现为多发畸形、智力低下、生长发育迟缓和多系统功能障碍。目前，染色体病无有效治疗方法，只能通过遗传咨询、胚胎筛查和产前诊断，尽早发现，使有先天疾病的胎儿避免出生。

基因病是由于基因异常所导致的疾病，分为单基因病、多基因病和获得性基因病。目前只能对单基因病进行诊断和胚胎筛选以避免患儿出生。

染色体结构异常携带者

染色体结构异常携带者是带有染色体结构异常但自身没症状的正常人，不分男女，每106对夫妻中就有一方为携带者。

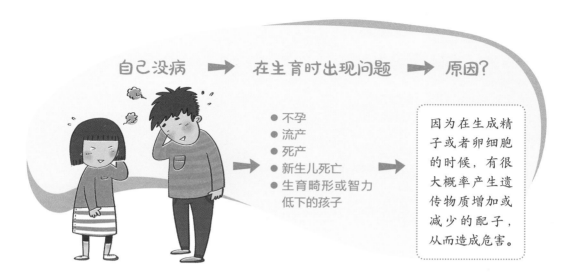

不要怕，现在对于染色体结构异常，完全可以通过胚胎筛选进行选择，把多了或少了遗传物质的那些胚胎选出来，不选择它们移植就是了。为了再保险，即使已经筛选过的胚胎，还要做产前诊断，通过这两步，基本可以做到万无一失。

染色体多态

还有一种困扰许多人的情况，同时也使很多医生纠结，那就是染色体的正常变异，也称为多态，是指正常人群中染色体的一些"异染色质"片段的大小或染色体带纹的差异，虽然和大多数标准的染色体相比不同，但它们基本上都不会造成携带者本人和后代的病变。

与精子有问题和无精子症有关的染色体异常

（1）染色体核型异常

包括染色体数目异常和结构异常，其中47，XXY是最为常见的染色体异常，又称为克氏征，患者比正常男性多了1条X染色体，出生的每600个男性中就有1个是47，XXY，占无精子原因10%，占整个男性引起的怀孕困难的2%。90%克氏征是非嵌合体，另外10%是嵌合体。克氏征的典型临床表现为小睾丸、乳房女性化、高促性腺激素、无精子症。因为克氏征具有特殊遗传特性，如果克氏征的人有精子，其实精子一般是正常的，在试管婴儿技术诞生之前，有克氏征的男性是无法去让女性怀孕的，但现在只要还有精子，甚至是圆形精子，就可以通过试管婴儿技术得到正常的后代。

（2）Y染色体微缺失

Y染色体微缺失除了引起生精异常之外，常常没有其他异常的身体表现。

对疑似非梗阻性无精子者，穿刺前应当完成染色体、AZF（Y染色体微缺失）多重聚合酶链式反应（PCR）的检测，以便给患者一个更准确的参考意见。

基因病

人类大概有：

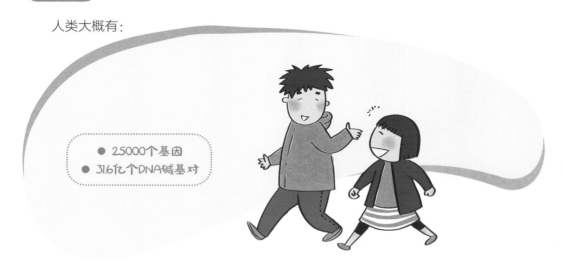

● 25000个基因
● 31.6亿个DNA碱基对

碱基对是以氢键相结合的两个含氮碱基，由胸腺嘧啶（T）、腺嘌呤（A）、胞嘧啶（C）和鸟嘌呤（G）四种碱基排列成碱基序列，其中A与T之间由两个氢键连接，G与C之间由3个氢键连接，碱基对的排列在DNA中也只能是：

A—T
G—C

这些碱基序列构成了不同的DNA功能元件，从而组成了大约25000个基因。基因的表达可以通过控制蛋白质功能来调控细胞的各种功能，包括增殖、生长、代谢、凋亡等，从而来控制整个机体的形态和功能，而基因的异常会导致疾病的产生。

单基因病，主要指由一对等位基因中的一个或一对发生突变而导致的疾病，有显性和隐性遗传模式之分。所谓显性遗传疾病是指等位基因（一对同源染色体同位置上控制同一性状的基因）中只要其中之一发生突变即可导致疾病的情况，隐性遗传病是指只有当一对等位基因同时发生突变才导致的疾病。常见的单基因遗传病有葡萄糖-6-磷酸酶缺乏症（俗称蚕豆病）、血友病、苯丙酮尿症、视网膜母细胞瘤等。

　　基因携带者的遗传信息按一定方式从上一代往下一代传递，经过表达，形成一定的遗传性状或遗传病。致病基因的遗传方式多种多样，主要为单基因和多基因遗传两大类。此外，某些染色体微缺失疾病也有特定的遗传方式。

（1）单基因遗传

　　这类遗传性状或遗传病主要与一对基因有关，并按简单的孟德尔方式遗传。
　　①常染色体遗传：单基因遗传中，凡某种性状的基因位于任何一对常染色体（第1~22号染色体）上，这种性状的遗传则属于常染色体遗传，可分为常染色体显性遗传和常染色体隐性遗传。

常染色体显性遗传
（AD）

　　一种性状或遗传病的基因位于常染色体上，杂合突变即导致疾病发生，其遗传方式称作常染色体显性遗传（AD）。等位基因之间的显性和隐性关系是相对的。基因可以用符号来表示，显性基因用英文大写字母（如A）表示，其等位的隐性基因则用英文小写字母（如a）表示。由于体细胞中的基因都成对存在，所以一个个体的基因型可能是AA、aa（纯合子）或Aa（杂合子）。在显性遗传病中，基因型为AA的个体，由于纯合子的致病基因起作用，该个体是该病的患者；基因型为aa的个体，由于纯合子的正常基因起作用，该个体是无病的正常人；基因型为Aa的杂合子中，致病基因A的作用得以表现，导致遗传病，基因A的作用可表现出来，称显性基因，基因a的作用则被基因A所掩盖而得不到表现，称隐性基因。如果等位基因之间不存在显性和隐性关系，而是独立地制造自己的产物，杂合子中两种基因的作用都能得到表现，称共显性（如A、B、O血型的遗传）。

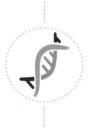

常染色体隐性遗传
（AR）

　　一种性状或遗传病的基因位于常染色体上，当两个等位基因都发生突变才导致疾病发生，其遗传方式称作常染色体隐性遗传（AR）。隐性遗传病的特点是在纯合状态下才表现为遗传病。在杂合状态时（Aa），由于有显性基因A的存在，基因a的作用不能表现，因此杂合体并不发病，与正常人近似，但可将致病基因a传给后代。这样的个体叫致病基因或突变基因携带者。

②性连锁遗传：如果基因位于X或Y染色体上，就与性染色体连锁，这一基因所控制的性状传递方式就叫性连锁遗传，该遗传方式又可分为X连锁显性遗传、X连锁隐性遗传、Y连锁遗传（或限男性遗传）。

（2）多基因遗传

性状的表达受许多基因控制，而每一个基因对表型的表述效应都很小，但若干对基因作用积累，可以形成一个明显的效应。研究表明，一些常见的畸形或疾病有明显的家族倾向，如高血压、冠心病、消化性溃疡及某些先天性畸形等，这些疾病有多基因遗传基础，可称为多基因遗传病。

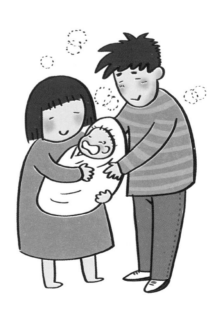

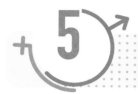

悲伤逆流成河：自然流产

什么是自然流产？

自然流产是指怀孕自发终止，最常见的是在怀孕早期阶段。发生在妊娠28周之前的任何阶段的怀孕终止，都称为流产。有的地方规定为20周之前。当怀孕停止时，需要将组织从体内排出，这通常会出现类似月经的出血。非常不幸，流产是女性面临的常见怀孕困难原因，有20%的妊娠以流产告终。而实际上，这个数字可能更高，因为有些女性流产，自己完全没有意识到，可能看起来就像是月经晚几天，或者和平时月经并没有什么区别。

流产的女性自己的感觉一般包括盆腔痉挛性痛和腹部痛，也可能类似痛经，以及阴道流血。

流产是人类怀孕过程中的正常现象，偶然发生是无法避免的，是一种进化过程，自然淘汰。

但是，连续多次流产一定不是进化的需要，绝大多数是有原因的，需要查清楚，需要做相应治疗。

同时，我们也应该知道：经历流产的女性，绝大多数日后是能成功怀孕并生育孩子的，所以，一定要对自己有信心。

流产的类型

流产被医生人为地分为不同类型

流产类型	具体说明
先兆流产	当身体出现某些异常，如少量阴道流血或下腹部疼痛时，暗示可能会有流产的可能，经休息和治疗后，疼痛和出血会消失，可以继续怀孕。也有少部分可能会加重而流产
不完全流产	不完全流产是指某些妊娠组织还残留在体内的情况。由于身体试图清除这些残留的东西，会加重流血和疼痛

Tips　如果怀孕期间遇到上述任何症状，孕妇怀疑自己可能流产，请一定就诊或联系医生。

Tips　这种情况一般需要医生的帮助，清除这些残留的组织，做清宫或刮宫这种小手术。

续表

流产类型	具体说明
完全流产	完全流产是指所有妊娠组织都已全部排出到身体外
稽留流产	又称过期流产，指停止生长的胚胎或胎儿仍然留在子宫中，有人可能会出现一点阴道褐色分泌物，早孕反应消失，如不再有晨吐、恶心。也可能在常规超声检查发现妊娠已经停止之前，并没有什么异常，这就是为什么稽留流产还被称为过期流产的原因
反复流产	反复流产的定义是连续两次或两次以上流产，中间没有成功生育的情况，有一些女性会经历反复流产
其他类型的妊娠停止	● 异位妊娠：当胚胎植入子宫腔外，无法安全发育长大时，这时需要终止妊娠。 ● 空孕囊：有孕囊但没有胎芽，通过B超才能发现，需要终止妊娠

Tips 最好做B超检查，如果证实宫腔内无残留物，也没有感染征象，不需要做特殊处理。

Tips 稽留流产是一定要找医生处理的，时间越久处理越困难，因为胎盘组织机化，会与子宫壁紧密粘连，难以清除。时间过久，还可能发生凝血功能障碍，造成严重出血。

Tips 临床上自然流产的发生率为15%~25%，而其中80%以上为发生在妊娠12周之前的早期流产。发生2次或2次以上流产的患者约占生育期妇女的5%，而3次或3次以上者约占1%。流产的复发风险随着流产次数的增加而上升，研究表明，既往自然流产史是导致后续妊娠失败的独立危险因素，曾有3次以上连续自然流产史的患者再次妊娠后胚胎丢失率接近40%。

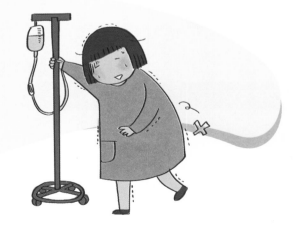

所以，如果出现反复流产或多次流产，请一定找医生，去查找可能发生这种情况的原因，并尽可能经过治疗，防止继续发生流产。

流产的原因

在大多数情况下，流产并不是你的错，既无法预防，也无法阻止。研究表明，大多数女性流产是由于胚胎的染色体异常引起的，这种异常的胚胎是存活不了的，在遗传因素中有详细解释。

其他导致流产的因素

因素	具体说明
年龄	40岁以上的女性流产率比活产率要高
解剖结构异常	如子宫异常
内分泌失调	如甲减、黄体功能不全
感染和疾病	—
生活方式有问题	如肥胖、吸烟、酗酒或吸毒
血栓问题和免疫问题	—

当然，健康的生活方式会减少流产的机会，但即使生活方式最健康的女性也可能会出现流产。有时，流产并没有明确的原因。

流产和生育

值得庆幸的是，一般偶然发生的流产不会影响怀孕能力，流产后的下一个月，怀孕能力就会恢复正常。但是，有人在情感上可能还没有从流产的悲伤情绪中恢复过来，这种情况下，可能需要过一段时间再考虑怀孕。

应对流产

应对流产其实很难。但要清醒地知道：大多数流产的女性都能生育自己的孩子，所以，一定要保持积极的态度。

每个人都不一样，因此在应对流产带来的痛苦时，没有谁对谁错。有些人能重整旗鼓，准备马上怀孕；有些人需要时间和空间来恢复，毕竟身心都经历了一次刻骨铭心的悲伤。一定要和爱人、家人倾诉，共度艰难，也可以找医生一起来商量未来的路怎么走。

遗传筛查——提供最佳胚胎

对反复流产或高龄孕妇来说，进行胚胎遗传筛查是一个明智的选择。胚胎植入前的遗传筛查（PGS）是一种在胚胎放入子宫之前先进行的检测方法，目的是检测与染色体或基因相关的问题。通过筛选，可以选择健康的胚胎，仅移植有可能出生健康婴儿的那些胚胎，不移植有遗传问题的胚胎，因此，可以大大降低因染色体异常而导致的流产。

是时候把
"怀孕困难"
解决掉了

○ 怀孕困难的原因有女方单独因素、男方单独因素，也有男女双方同时存在问题的情况，针对不同的原因，解决方案也是不同的。从简单省钱的在受孕窗口期自然怀孕、促排卵怀孕、宫腔内人工授精到高科技的常规试管婴儿技术助孕和第三方参与的试管婴儿技术，每一种方式适合不同的情况，这一部分，我们将详尽阐述。

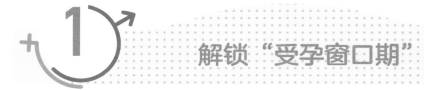

解锁"受孕窗口期"

有很多夫妻怀孕不容易，怀孕难很正常，因为在女性的每一个月经周期中，只排卵一次，并且只在很短暂的几天内可以怀孕，我将其称作"受孕窗口期"，时间这么宝贵，当然怀孕不容易啦。所以，要想怀孕容易一点，最好的解决办法就是先找到自己的"受孕窗口期"。

Step 1 看看什么是"排卵"？

卵细胞从卵巢的卵泡中释放出来的过程称作排卵，排卵一般发生在下次月经开始的前12~18天（平均14天）。

Step 2 如何知道何时排卵？

先要估计下次月经是什么时间来，也就是要知道自己的月经周期。月经周期是指从前一次月经的第1天到第二次月经的第1天（但不包括该天）的天数，月经周期平均约为28天，月经周期介于24~34天之间都是正常的。月经周期为28天的女性，排卵估计发生在月经第14天（28-14=14）。

Step 3 对于月经不规律的人，自己是估计不到排卵时间的，该怎么办？

❶ 看宫颈黏液：排卵前，宫颈黏液变得清澈滑润，像蛋清一样，这为精子穿过子宫颈创造了最佳环境，身体在预告：现在是尝试怀孕的最佳时机。排卵后，宫颈黏液再次改变，变白或变黄、变厚，使精子难以穿过子宫颈。

❷ 用排卵试纸：阳性后24~48小时排卵可能性大。

Step 4 如何找到自己的"受孕窗口期"？

每个周期只有约6天时间是"受孕窗口期"：从排卵的前5天到排卵的那一天。如果在排卵前6天或更长时间之前同房，怀孕的机会几乎为0。如果在排卵前5天同房，怀孕的机会就会增加到10%。在排卵前2天和排卵当日同房，机会不断增加。

Step 5 怎样在"受孕窗口期"增加怀孕机会？

为了增加自然受孕的机会，最好在"受孕窗口期"至少每2天同房一次。如果不确定何时排卵，比如月经不规律，又不方便预测排卵期，可以每2~3天同房一次，这样可以增加怀孕的机会。

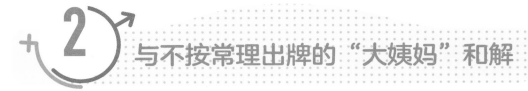

2 与不按常理出牌的"大姨妈"和解

对于月经周期不规律的女性，很难知道何时或者是否发生排卵，在这种情况下，最好寻求医生的帮助，用少量的药物进行诱导排卵，以帮助怀孕。

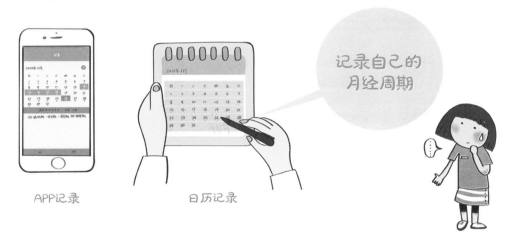

APP记录　　　　日历记录

记录自己的月经周期

药物诱导排卵的作用是什么？

使用药物诱导排卵，可使卵细胞成熟并从卵巢中释放出来，可以通过血液检查和B超监测，来确认最佳的受孕时间。

诱导排卵药物有哪些？

口服类

最常见的口服药物是克罗米芬：阻断体内的雌激素受体，诱使促卵泡激素的产生，从而刺激卵巢上一个或多个卵泡的发育，通常从月经周期的第2~7天开始，连续服用5天。

诱导排卵药物分类

注射类

促卵泡激素（FSH），在月经周期的第2~7天开始，每天注射或隔日注射。

Tips 克罗米芬对有些人可能有副作用：
• 潮热　• 宫颈黏液增稠　• 情绪变化和易怒
通常会在停药后几天内就消失。

Tips 一般为皮下用药，可以自己注射，但需要经护士指导，学会注射方法，并且可以随时联系护士的情况下自己注射。

诱导排卵的方法适用哪些情况？

诱导排卵
适用情况

- 没有固定的月经周期。
- 完全没有月经（非绝经患者）。
- 输卵管通畅。
- 不明原因的怀孕困难。

诱导排卵有多胎妊娠的风险吗？

诱导排卵药物可以导致多个卵泡发育并成熟排卵，意味着有多个卵细胞受精、多胎怀孕的可能性增加。多胎会给母亲和婴儿带来许多风险，所以，需要听从医生监测和建议，也许辛辛苦苦长了几个卵泡，医生却告诉你不能同房了，或者改为取卵进行试管婴儿助孕了。不过，这都是非常少见的情况。

如果诱导排卵还是
没有怀孕怎么办？

可以开始采用其他治疗方法：
- 宫腔内人工授精（IUI）。
- 试管婴儿［如常规体外授精（IVF）］技术。

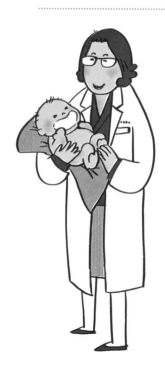

能办大事的小操作：人工授精

宫腔内人工授精（IUI），简称人工授精（AI），可分为夫精人工授精（AIH）和供精人工授精（AID），是把在实验室经过了特殊处理的精子，通过一个柔软的小管子注入子宫腔，是一种很简单的手术操作。

宫腔内人工授精（IUI）准备简单，操作过程简易，是一种几乎没有损伤的治疗操作，是许多怀孕困难的夫妻进行助孕治疗的起步技术。

（1）如果有下列情形，可能是需要从IUI起开始治疗。

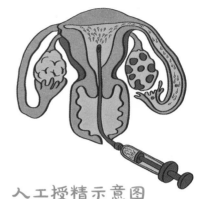

人工授精示意图

IUI适用情况

- ✓ 不明原因的怀孕困难。
- ✓ 轻度男性因素：如轻度少、弱或畸形精子。
- ✓ 宫颈有问题：如有疤痕或其他妨碍精子穿透的问题。
- ✓ 排卵不规律或不排卵。
- ✓ 同房困难。
- ✓ 使用供精（第三方精子）。

Tips 在我国，第三方精子由国家卫生健康委员会统一管理的精子库提供。

（2）对于严重男性因素导致的怀孕困难或存在输卵管阻塞或严重子宫内膜异位症的患者，不能采用IUI治疗。

（3）IUI治疗的目的是增加到达输卵管的精子数量，从而增加受精的机会。通过IUI让精子越过宫颈，减少损失并抢先一步进入子宫腔，为精子省时省力，但精子仍然需要自己从子宫腔到达输卵管，并自己主动去受精。

（4）IUI治疗过程

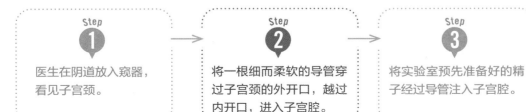

Step **1**

医生在阴道放入窥器，看见子宫颈。

Step **2**

将一根细而柔软的导管穿过子宫颈的外开口，越过内开口，进入子宫腔。

Step **3**

将实验室预先准备好的精子经过导管注入子宫腔。

> **Tips**
> - 整个IUI治疗过程只需几分钟即可完成，与做子宫颈取分泌物的检查差不多。
> - IUI完成后，可以日常活动。
> - 绝大多数不需要麻醉，只有完全不能接受窥镜检查的那种情况，可以选择在轻度镇静下完成操作，完全不能接收窥镜检查的患者应该事先告诉医生以做准备。

（5）不同的IUI治疗类型

三种不同的IUI治疗方法

方法	具体说明	Tips
自然周期人工授精	患者无须服用任何药物即可完成IUI，纯天然地遵循自然的月经周期，医生根据B超和激素血值，预计排卵时间，安排进行IUI	通常用于同房困难的夫妻
口服药物治疗周期	这种治疗方法会使用药物帮助刺激卵巢，为口服药	通常用于排卵障碍的女性，月经周期稀发或不规律的女性适用
注射药物诱导排卵周期	卵泡刺激素（FSH）注射也可用于IUI治疗周期，以帮助刺激卵巢长出卵泡	—

（6）处理精子：精子洗涤

在生殖中心男科实验室中，通常把这种处理和准备精子的过程称为"精子洗涤"，精子洗涤包括将精子样本放入试管中，在离心机中高速旋转，使精子聚集沉淀在试管底部的"小球"中，技术人员清除上面没有用的精液，再将液体介质加于精子沉淀的上方。然后，等待最活跃的精子游上来进入介质，再采集含有少量介质的密集精子用来人工授精，最终成品由最活跃的精子组成。

（7）授精时间

IUI手术将在排卵前后做，当然授精的时间不需要精准到排卵那一刹那，因为精子可以在女性生殖道中存活数小时，卵细胞排出后也能存活约24小时，所以，在排卵的前一段时间或后一段时间进行授精都不会影响怀孕。

如果是用药周期，则可能需要每天补充孕激素，口服、阴道用或注射都可以，以帮助支持子宫内膜和胚胎植入着床。

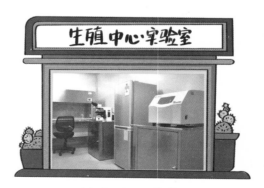

精液处理设备

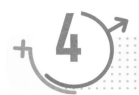

高科技神器：试管婴儿

　　"试管婴儿"是指在体外实验室中模拟体内的受精和早期胚胎发育的过程，帮助怀孕困难的夫妻获得孩子的一组技术，医学上称之为"体外受精和胚胎移植"（IVF-ET），俗称"试管婴儿"。目前主要分为常规体外受精（IVF）、卵母细胞胞浆内单精子注射（ICSI）和胚胎植入前遗传学检测［植入前遗传学诊断（PGD）/植入前遗传学筛查（PGS）］三类技术。

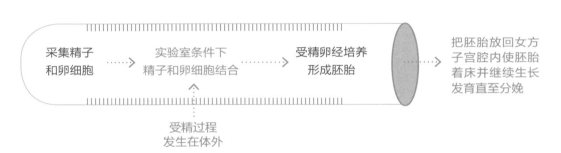

"试管婴儿"技术过程简图

　　因此，"试管婴儿"并不是在试管里长大的婴儿，其实"试管婴儿"与自然受孕的最大区别在于受精途径不同，自然受孕是精子和卵细胞在女性输卵管内见面受精，而当女性输卵管严重阻塞或者男性患严重少弱精症的情况下，精子和卵细胞不能顺畅见面或结合时，就需要借助外力帮助其结合。

　　其实专业人士并没有将"试管婴儿"分为几代的普遍说法，虽然技术出现的时间有早晚之别，但不是像某些电子产品一样，几代试管婴儿并不代表同一个技术的升级，各代次之间没有级别的高低之分，它们只是分别适用于不同怀孕困难的患者，可以理解为越是后来出现的技术适用范围越小，受众越少，一般人用不着。为了方便大家记忆，我在书中采用这些通俗的说法，还是用第一代试管婴儿表示常规体外受精（IVF）。第二代试管婴儿表示卵母细胞胞浆内单精子注射（ICSI），第三代试管婴儿表示胚胎植入前遗传学检测（PGD/PGS）。

　　Tips 第一代和第二代试管的区别是受精方式不一样，成功率基本没有显著差异。当然，怀孕困难的原因越是复杂，采用的技术越是小众，成功率越小。

经过漫长的研究和不断实践，1978年7月25日在英国诞生了世界上第一个试管婴儿路易丝·布朗（Louise Brown）。

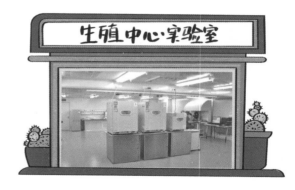

现代胚胎培养室概貌

今天，试管婴儿已被公认为20世纪重大的科技成就之一，并作为怀孕困难的一种主要治疗手段被人们所接受，是所有怀孕困难治疗手段中成功率最高的治疗技术。至今全世界试管婴儿近千万个，该技术造福了千万个家庭。

因此，2010年诺贝尔生理学或医学奖授予了罗伯特·G.爱德华兹（Robert G. Edwards）——这位被称为"试管婴儿"之父的先驱者。

第一代试管婴儿：主要是解决输卵管问题的怀孕方式

第一代试管婴儿（IVF）技术是采集卵细胞和精子，将它们放到实验室培养皿中，让受精过程自然发生的。如果能受精，就可能形成胚胎，然后将微小的胚胎（约0.1毫米）通过细小柔软的管子送入子宫中。如果胚胎成功生长发育，宝宝将在9个月后出生。

如何做到的呢？

Step ❶ 促排卵
用药物刺激卵巢，得到目标卵泡数，可能口服药物，也可能注射药物，也可能口服与注射结合用药，医生需要根据每个人的情况来具体制订促排卵方案。

Step ❷ 取卵手术
从卵巢的卵泡中把卵细胞收集到试管中。

Step ❸ 取精
在同一天，丈夫取出精液交给实验室，由男科实验室技师在严格的条件下选出精子。

Step ❹ 受精和胚胎培养
胚胎师在实验室中混合卵细胞和精子让它们自然受精，形成胚胎，培养3~6天。

Step 5 胚胎移植 ▶ 由生殖专家将1个或2个胚胎转移到子宫中。余下的胚胎都可以冷冻，用于以后解冻移植。

Step 6 验孕 ▶ 等待2周，抽血检查是否成功怀孕。

Tips 一次促排卵，医生将尽可能得到多一点的卵细胞，以便形成恰当数量的胚胎，提供最佳的怀孕机会。

受精尽管发生在体外，但毕竟还是自然受精，所以，第一代试管婴儿技术主要解决因输卵管问题导致的怀孕困难。

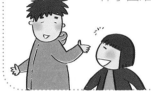

IVF可以解决的其他问题

① 排卵障碍。
② 子宫内膜异位症。
③ 男方少、弱精子症。
④ 不明原因的怀孕困难。
⑤ 免疫性不孕。

第二代试管婴儿：即使只有一条精子也能做爸爸的怀孕方式

在过去的20年里，生殖医学发展迅猛，特别是使用了第二代试管婴儿（ICSI）技术治疗男性不育，以及实行附睾和睾丸取精术，这两项重大技术彻底改变了严重精子数量和质量异常、受精障碍、射精障碍或不可修复的梗阻性无精子症的男性的生育命运，让这些患有非常严重的、不能用特殊方法和手术治疗的不育男性，有机会成为父亲。

第二代试管婴儿技术在医学上被称作"卵细胞胞浆内单精子注射（ICSI）"技术，该技术是在显微镜下，将单个精子注入卵母细胞胞浆内，从而使精子和卵细胞被动结合受精，形成受精卵并进行胚胎移植，达到妊娠目的，是目前治疗男性不育的重要手段，受精率可达70%以上。但是对于胚胎来说，ICSI是一种侵入性治疗，所以仅限于有必要者。

可以采用
ICSI的情况
- 精子数量异常少或运动能力差。
- 高比例的异常精子或只有少量健康精子。
- 不可逆的梗阻性无精子症：用从睾丸或附睾手术获取的精子。
- 体外受精失败（第一代试管婴儿技术不受精的）。

Tips 越来越多的证据表明，对于不符合上述条件的夫妻，使用常规的授精技术（即IVF）代替ICSI时，成功率实际上更高。

ICSI可以选用新鲜或冷冻后解冻的精子，胚胎师将根据精子形状、大小和活动能力选择颜值最优质的精子来进行授精。

ICSI治疗过程与常规IVF周期完全相同，唯一的区别是在取卵当天采用了强制性的授精方式。

如何做到的呢？

选择精子

最健康的精子细胞往往具有特定的形状和大小，尤其是拥有椭圆形的头部和长长的尾巴的精子，在游动时能通过摆动来推动自身向前运动。由于精子导致怀孕困难的原因一般是因为这样的健康精子数量较少，因此精挑细选ICSI的精子很重要。另一方面，精子的活动性也很重要，活动性是指它自身能游动并穿透卵细胞的能力，这取决于它尾巴的长度和大小，尾巴卷曲或双尾巴的游动效率不高。

通常，在ICSI中，将少量经过精心准备的精子放入黏稠的介质中，会减慢精子的速度，以便根据其形状、运动性和运动轨迹进行优选。

选择最"正常"外观和有活力的精子，然后用玻璃注射针挤压其尾巴将其固定，将一个精子从尾巴开始吸到针管中，准备注射。

对精子数量少或运动力差的患者，胚胎师会花费数小时来寻找理想的精子进行ISCI。放心！我们都会竭尽全力寻找最完美的精子。

② 进行授精

卵细胞放在显微镜下的特制小盘子中，使用非常精细先进的显微操作系统，巧妙地固定成熟的卵细胞，然后用细小而尖的已经装载了单个精子的玻璃微管刺入透明带，穿过卵细胞膜进入细胞质，精子便被精巧地安放在卵细胞的中心了。

换句话说，第二代试管婴儿技术就是由胚胎师为精子做了很多该它做的工作：它不需要游动、不需要竞争、不需要穿透卵细胞，精子要做的唯一的事情就是与卵细胞擦出受精的"火花"。

 ③ 胚胎培养

把经过授精操作的卵细胞放入培养箱中，并在第2天检查是否有受精迹象。

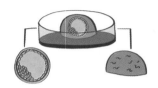

Tips

- 由于ICSI比常规IVF技术更具侵入性，并且需要更多的处理，因此在操作过程中有损坏卵细胞的可能。但其实，因操作损伤的概率很小，不到2%。
- 有经验的技术人员或胚胎师是经过严格的ICSI培训的，这会大大提高ICSI的受精率。

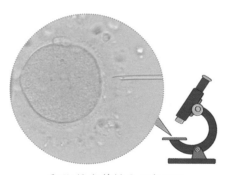

卵胞浆内单精子注射ISCI

针管正在准备把精子注入卵细胞中

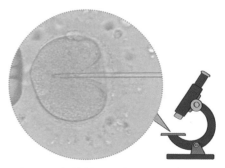

卵胞浆内单精子注射ISCI

针管正在把精子注入卵细胞

第三代试管婴儿：阻断遗传性疾病的方法

第三代试管婴儿技术就是胚胎植入前遗传学检测［植入前遗传学诊断（PGD）/植入前遗传学筛查（PGS）］，在胚胎着床之前对配子或胚胎的遗传物质进行分析，检测配子或胚胎是否有遗传物质异常，这可以算是做得最前面的一种产前诊断方法了。**目的是：选择检测结果正常的胚胎用来移植。**

（1）第三代试管婴儿技术适用于什么情况？

这一技术发展很迅速，分为对胚胎有损伤性的和对胚胎无损伤性的（即无创的）两种取材方式。

```
        PGD                                          PGS
  诊断明确有遗传性疾病的或      第三代试管婴儿         优选胚胎的
  者携带致病基因的夫妻    ←----  适用情况  ---→     一种筛查方式
```

（2）PGD

①单基因遗传病的阻断：夫妻一方患有已明确为基因突变所致的疾病或双方均为携带者，或有家族史者，如染色体显性遗传病和染色体隐性遗传。

②染色体微缺失的阻断。

可以检测到的疾病包括（但不限于）：

- ⓐ 囊性纤维化；
- ⓑ 脆性X染色体综合征；
- ⓒ 亨廷顿氏病；
- ⓓ 地中海贫血；
- ⓔ 脊髓性肌萎缩症；
- ⓕ 杜氏肌营养不良症；
- ⓖ BRCA1 / BRCA2（如遗传性乳腺癌/卵巢癌）；
- ⓗ Di George综合征，与精子发生相关的染色体微缺失。

Tips BRCA1为乳腺癌1号基因，BRCA2为乳腺癌2号基因。

（3）PGS

PGS是优选胚胎的另一种方式，可以筛选出基因和染色体正常的胚胎用来移植，我国禁止利用该技术进行男女胚胎性别选择。该技术主要用于夫妻中任何一方或双方有染色体核型异常（包括数目及结构异常），如非整倍体、嵌合体、三体、染色体缺失、重复、倒位、易位（平衡与非平衡，罗伯逊易位），或者睾丸活检示性腺细胞核型异常或嵌合体的情况。

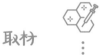

以下情况可以通过PGS优选胚胎

- 不孕夫妻中女方年龄较大（如>35岁，也有人认为需要年龄更大者）。
- 男方患X-性连锁遗传病或女方为X-性连锁遗传病的携带者；或一方为常染色体隐性遗传病的携带者。
- 多次第一代或第二代试管婴儿（IVF/ICSI）失败。
- 胚胎分裂过快。
- 严重男性因素不育。
- 复发性流产患者。

（4）遗传检测怎么做?

取材

- 有创方式："胚胎或囊胚活检"，即用一种锋利的精细的小管子在显微镜下取一点正在发育的胚胎或囊胚组织进行测试的过程。
- 无创方式：即把每个胚胎培养过程中的培养液单独收集并保存用于检测，本来培养液是常规丢弃的废物，这种取材方式是完全不会伤及胚胎的，但对检测和收集培养液的要求相对都要高。

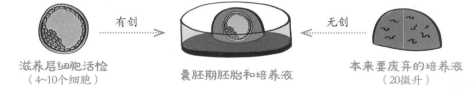

滋养层细胞活检
（4~10个细胞）　　　囊胚期胚胎和培养液　　　本来要废弃的培养液
　　　　　　　　　　　　　　　　　　　　　　　（20微升）

有创和无创胚胎取材不同

PGS的意义：实验室显微镜下，胚胎外表看起来可能是"正常"的，有的甚至非常优良，完全符合各种评价标准。但是，即使是某些很好的胚胎继续发育到囊胚期（第5~6天），染色体的数量也可能会不正确，所以，有上述情况的人选择PGS是有帮助的。

在进行遗传检测时，胚胎会先进行冷冻并保存，当检测出合格的胚胎后，再将胚胎解冻移植，不合格的胚胎可以用于科研或者销毁丢弃，最终去路都是要夫妻双方签字同意的。多余的好胚胎也可以继续冷冻保存，以备将来用来生二胎、三胎、四胎（我国现在已开放生三胎）。

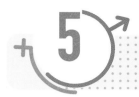

生孩子也有"火线支援"：
供精、赠卵、胚胎捐赠和代孕

供精

我国关于供精的规定	必须使用通过国家卫生行政主管部门批准的精子库提供的精子，严禁其他供精来源。严格对供精者进行筛查，使用的精液必须经过检疫方可使用，以避免和减少出生缺陷，防止性传播疾病。

（1）供精适用情况

主要对以下怀孕困难的夫妻提供供精

- 不可逆的无精症，即使采用睾丸和／或附睾穿刺还是无精子。

- 男方有不宜生育的严重遗传性疾病。

具体详细要求见第7章"试管婴儿技术的特殊性：有关的法规、伦理监督和伦理原则"相关内容。

（2）供精分类

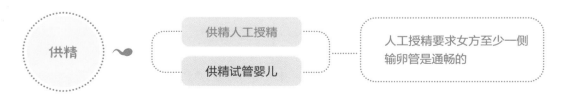

供精分类及区别

卵细胞捐赠（赠卵）

（1）卵细胞捐赠适用情况

主要对以下怀孕
困难的夫妻提供
卵细胞捐赠

- 丧失产生卵细胞的能力。
- 女方是严重的遗传性疾病携带者或患者。
- 具有明显的影响卵细胞数量和质量的因素。

可以具体
细化

- 卵巢早衰。
- 女性性腺不发育。
- 医源性卵巢破坏，如手术切除、盆腔放疗、化疗。
- 卵巢中卵细胞无法取出。
- 女方患者为X伴性隐性遗传病的携带者，或为常染色体显性遗传病患者。
- 用自身卵细胞反复IVF失败。
- 不明原因反复流产。

（2）在不同国家和地方的规定下，卵细胞来源的可能途径

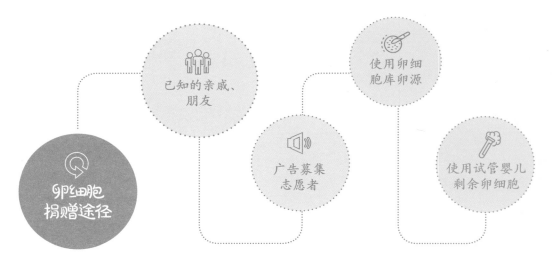

Tips 参见《卫生部关于修订人类辅助生殖技术与人类精子库相关技术规范、基本标准和伦理原则的通知》（卫科教发〔2003〕176号）、《人类辅助生殖技术管理办法》（卫生部令第14号）、《卫生部关于印发人类辅助生殖技术与人类精子库校验实施细则的通知》（卫科教发〔2006〕第44号）。

胚胎捐赠

这是在做试管婴儿以后，已经生育孩子的夫妻，对剩余的冻存胚胎处理的一种方式——捐赠给怀孕困难需要胚胎的其他夫妻。

注意 ⊗ 胚胎捐赠在我国目前是禁止的。

由于影响妊娠的因素很多，每个周期不一定都能妊娠成功，供精、接受赠卵和胚胎捐赠的一次移植成功率一般在50%~60%。非常少的一部分供精或卵细胞捐赠或胚胎捐赠可能最终也不能使怀孕或分娩成功，谁也无法保证通过供精、接受赠卵或胚胎捐赠就会100%拥有孩子。

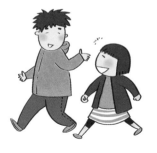

我国有关法律规定：

· · · · · · · ·

"供精和接受赠卵"所出生的孩子是夫妻的合法孩子，享有法律规定的权利和义务，包括被抚养权、受教育权、继承权和赡养父母的义务，父母离异时对孩子监护权等。夫妻对孩子（包括对有出生缺陷的孩子）负有伦理、道德和法律上的权利和义务。并且规定：每位供精或赠卵者最多只能使5名妇女妊娠；供精和赠卵的临床随访率必须达100%。提供者和受用者之间是双盲的，互相不能认识。

Tips 参见《卫生部关于修订人类辅助生殖技术与人类精子库相关技术规范、基本标准和伦理原则的通知》（卫科教发〔2003〕176号）。

代孕

（1）什么是代孕？

代孕 是指由另一个女性怀孕并生下孩子，然后由有意向成为孩子父母的夫妻抚养的一种拥有孩子的方式，有的怀孕困难的夫妻需要用这种方法获得孩子。

注意 ⊗ 代孕在我国目前是禁止的。

将胚胎移植到代孕者的子宫中，这种胚胎来源可能是：来自夫妻的精子和卵细胞形成的胚胎，这对夫妻也称生物学父母；也可能精子或卵细胞来源于夫妻一方，使用了供精或捐赠的卵细胞；也可能完全来源于其他人捐赠的胚胎，这样的孩子与代孕者和抚养者都没有遗传学关系。

（2）代孕的医学原因

代孕一般是因为妻子在无法怀孕生育或者怀孕生育有巨大风险的情况下衍生出的一种方式，这些医学原因包括：

代孕的医学原因	• 没有子宫或者子宫无法受孕和分娩。 • 自身有疾病或可能有严重的妊娠并发症不能怀孕和分娩。

（3）代孕一般原则

代孕者和意向父母必须在一定年龄范围，必须在合法的地方进行代孕，代孕者没有疾病，没有产科或心理问题，最好代孕者已经生过健康的孩子，有完整的家庭，有健康的生活方式，没有滥用药物或酒精。其余条件可能根据当地的法规规定而有较大差异。

（4）代孕的成功率

由于影响成功生育的因素有很多，因此很难确定代孕的成功率。

代孕关键因素	• 最重要因素： 　提供卵细胞的妇女的年龄。 • 次要因素： 　代孕者的年龄是次要因素。
其他代孕关键因素	• 提供精子的人的年龄和精子质量。 • 操作代孕机构的试管婴儿技术的成功率。 • 整个治疗过程有无异常和怀孕过程中是否有并发症。

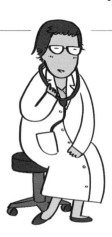

代孕过程长，需要有耐心，还可能涉及许多法律问题，需要代孕的夫妻要在选择代孕之前了解清楚。

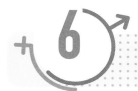

冻出一个"未来"：冷冻胚胎

冷冻胚胎

冷冻胚胎就是把胚胎用特定的储存罐子在低温中（-196℃）进行保存的技术。

会用到冷冻胚胎保存的情况

- 在试管婴儿取卵或移植周期中的多余可用的胚胎。
- 有卵巢过度刺激综合征风险者，可将胚胎冻存，留待以后再移植。
- 胚胎移植过程中插管入宫腔非常困难者。
- 做PGD/PGS，需要等待遗传检测结果。
- 接受新鲜赠卵周期，需要冻存至少6个月。
- 取卵周期中患者有感染发热、严重腹泻等内科并发症。
- 生殖力保存：肿瘤患者保存生育功能；保存患者年轻时胚胎，以供年纪大时移植的情况。

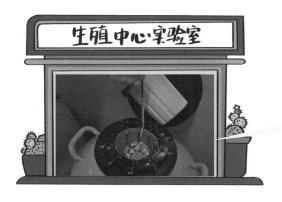

生殖中心实验室

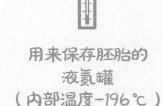

用来保存胚胎的
液氮罐
（内部温度-196℃）

冻存胚胎的选择

（1）卵裂期

必须是高质量的2~8细胞胚胎（1级或2级），细胞质碎片少于20%，处于适当发育阶段。卵裂球大小不一致或碎片率高会影响存活率。

（2）原核期

受精卵必须透明带完整，细胞质健康，两原核清晰可见。由于在配子结合前原核开始迁移的时期，随着DNA合成和有丝分裂纺锤体的形成，微管系统对温度波动高度敏感，可能导致染色体分散，在此时期冷冻的受精卵不会存活，因此原核冷冻的时间很关键，必须在原核仍清晰时进行，正常在受精后20~22小时之前。

（3）囊胚期

根据囊腔大小、发育速度和内细胞团、滋养层的质量，选择优质囊胚于第5天或第6天进行囊胚冷冻。优质囊胚为囊腔扩张，内细胞团清晰，滋养层细胞呈镰刀状，并将其连续平铺于透明带内壁，此时透明带变薄。

冷冻胚胎的使用——解冻胚胎移植（冻胚移植）

冷冻胚胎的
使用方式

- 将胚胎继续冻存。
- 捐赠胚胎进行胚胎操作训练和科学研究。
- 销毁处理胚胎。
- 将胚胎捐赠予另一对夫妻。
- 解冻胚胎移植。

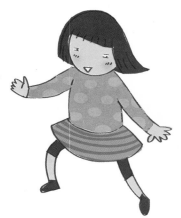

冷冻胚胎的使用方式完全由夫妻决定，因价值观和信念而不同，有些人将胚胎视为细胞，而另一些人则视为生命的起点，还有的夫妻会对胚胎与所生孩子之间的关系产生一些联想。

但无论哪一种方式，医生都会要求夫妻双方知情同意并签字认可才能实施。其中，解冻胚胎移植是最常见的一种处理方式。

冷冻胚胎保存的时间

冷冻胚胎一般保存5年左右，也有较长时间保存的。早些年有一个美国的报道，冻存20年的胚胎解冻、移植，生出了健康的孩子。

要知道的是，并非所有胚胎都能在解冻之后存活，近年玻璃化冷冻保存的胚胎，卵裂期胚胎的解冻存活率为90%~95%，囊胚期的胚胎中有95%~99%能存活。

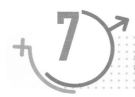

给生殖力上"保险"：冻卵、冻精

无论什么原因，可能是出于经济、职业或人际关系这些原因，暂时不能要孩子，但以后还会要，在这种情况下，无论男性还是女性，都应该考虑进行生殖力的保存，这个比存钱重要，生殖能力错过了就是错过了，不是你努力就能解决的问题。

卵细胞冷冻

选择冷冻卵细胞不代表把卵巢里面的卵细胞掏空，而只是把某一个月经周期中本来要消耗的卵细胞储存起来，不影响以后岁月里的卵细胞。

国外卵细胞冻存经验提示：

有很多冻存卵细胞的女性后来都自然怀孕了，并没有使用储存的卵细胞。

卵细胞冷冻

就是低温保存卵细胞，在需要的时候解冻卵细胞，再受精形成胚胎，通过移植胚胎来生育的方法。这通常是暂时不想生育或者因为医疗原因暂时不能承受生育和分娩的女性选择的保存生殖能力的方法。

（1）卵细胞冷冻过程

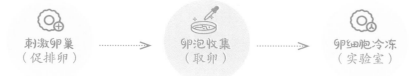

在每个月经周期中，一批卵细胞争先恐后地在卵巢上的卵泡中生长，经过神秘的竞争机制，最后一个月只有1个卵细胞成熟排出，其余的将消失。要做卵细胞冷冻，或者试管婴儿其他过程的促排卵，就是让本来这个月要消失的卵细胞也长大成熟，称作刺激卵巢。

刺激卵巢：需要用药物刺激卵巢10~12天。一般采用皮下注射，可以自行注射。在用药期间，隔三岔五会抽血检查激素，做B超下看卵泡大小和内膜情况。

Tips 自行注射：不用担心，这并不可怕，大家都这么用，先要护士教会就行。

记住：受刺激生长的卵泡在本月的自然周期中本来也是会生长或消失的，刺激只是模仿身体的自然过程，让那些当月要消失的卵泡也长大，不会影响未来的卵细胞供应，也不会因此导致更年期提前。放心！

卵细胞收集：就是取卵，一般会在镇静和镇痛的情况下进行手术，患者不会有任何感觉。手术过程需要10~20分钟，通常可以在手术完成后1~2小时回家，但不能自己开车，麻醉药会让人感到疲倦或昏昏欲睡。取卵是在B超引导下完成的，从阴道用一根细针将卵泡液和卵细胞吸出，因此没有割伤，也没有疤痕。

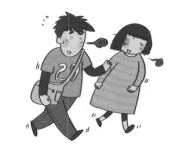

取出的卵细胞立即交给实验室的专家，他们会很熟练地确定要冷冻的成熟卵细胞并精细地除去卵泡液和多余的外部细胞，然后使用玻璃化的方法在实验室中将卵细胞冷冻。

不成熟的卵细胞不能冻存，因为现在还没有办法让不成熟的卵细胞生出孩子。

Tips 卵细胞可以冷冻多长时间？从科学上讲，没有时间限制。

（2）如何使用冷冻卵细胞？

什么时候准备好生孩子，什么时候就使用冷冻卵细胞。将卵细胞从冷冻溶液中取出并快速升温至37℃，进行解冻。经过短暂恢复后，可以通过ICSI授精，卵细胞受精后变成胚胎，就可以进行胚胎移植了。

（3）哪些女性应该冷冻卵细胞？

以下情况可能需要冷冻卵细胞	• 现在不生孩子，但希望将来有机会生。 • 担心自己的生育能力。 • 由于因癌症等医疗问题而使卵巢有受损危险。 • 也可以就诊生殖科医生，了解一下自己的卵巢功能，看是否需要冷冻卵细胞。要知道，女性的生育力会随着年龄的增长而下降，最好在35岁之前冷冻卵细胞，等到40岁以后再冷冻卵细胞就有点太迟了。

（4）卵细胞冷冻能保证成功怀孕吗？

冷冻卵细胞并不能保证100%怀孕。

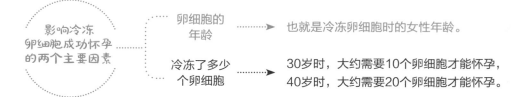

影响冷冻卵细胞成功怀孕的两个主要因素

卵细胞的年龄 → 也就是冷冻卵细胞时的女性年龄。

冷冻了多少个卵细胞 → 30岁时，大约需要10个卵细胞才能怀孕，40岁时，大约需要20个卵细胞才能怀孕。

（5）卵细胞冷冻的费用是多少？

卵细胞冷冻费为2万~3万元，每个医院会有些许不同，和促排卵方案以及自身的身体状况也有关系，越复杂花费就越高，用药多或者住院都会增加一些费用。

（6）女性是否有其他生殖力保存的选择？

如果不适合冷冻卵细胞，则可以考虑

- 尽早生孩子。
- 使用捐赠卵细胞。
- 卵巢组织冻存：切取卵巢组织进行冷冻是一种相对新兴的技术。到时候，再将卵巢组织移植回盆腔，可能产生成熟的卵细胞从而怀孕。

精子冷冻

对于想要保持生育能力的男人来说，精子冷冻是一种明智的选择。精子可以保存很长一段时间，然后解冻用来进行人工授精或试管婴儿技术。

（1）哪些男性应该冷冻精子？

以下情况可以选择冷冻精子

- 即将开始可能会影响生育能力的药物疗法或放射疗法。
- 精子数量很低，随着时间的流逝可能会降为零。
- 将要进行手术或输精管结扎术。
- 考虑接受变性手术之前。
- 正在进行IUI或IVF治疗，担心需要的时候取精困难。

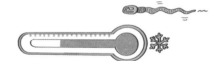

（2）收集精子

在留取精液之前，至少2天不同房，但不要超过7天。可以在家中或医院的取精室中通过手淫的方式收集精液。如果在家中取精，则必须在1小时内送到指定保存精子的实验室，这一点很重要，应该将留有精液的杯子放在紧贴身体的口袋中，温度尽可能地接近体温。

Tips 如果由于医学或其他原因无法进行手淫取精的，可以用特殊避孕套（由医院提供），通过性交来取精。

（3）储存精子

Tips 精子可以冷冻多长时间？从科学角度讲，没有限制，但是不同的医院根据卫生行政部门的规定，保存精子的时间会有所不同。

试管婴儿的
助孕流程

○ 现在，几乎每个人都听说过"试管婴儿"这个名词，这项技术经过了40多年的技术变革和进步，现在的成功率比以往任何时候都要高很多。随着这项造福人类的技术的广泛应用，现在，当你走在大街上，和你迎面相遇的可能就是一个试管婴儿宝宝。

○ 但是，即使成功率比以前高了，即使全世界都可以见到试管宝宝，也并不能说明每一次移植或者每一次取卵一定百分之百能成功生出孩子的，要生出孩子可能需要一个以上的周期。还有极少数人，即使经历了好几个周期还是未能如愿。

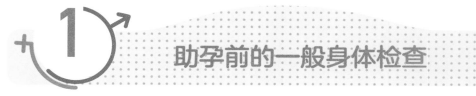

助孕前的一般身体检查

在进行试管婴儿技术助孕前，会进行严格的身体检查，目的是了解怀孕困难的夫妻是否身体健康，能否耐受试管婴儿的整个流程，女性身体条件是否能安全、顺利地经历妊娠和分娩，以及是否存在某些不易发现的疾病而影响怀孕或分娩。若有异常，可及时进行干预，从而为试管婴儿助孕做好充分的准备。只有夫妻双方都身体健康，才能获得更理想的助孕结局，并顺利度过妊娠期和分娩。

男性在受孕过程中，主要看精子状况，这要做精液检查才能得出结果。有些男性自我感觉身体状况良好，性功能正常，精液量也多，认为自身没问题，总是不愿配合或者不愿检查。医生有时会遇到这样的男性，但检查后发现精液里一个精子都没有，因此，怀孕困难的夫妻做检查，首先应该从精液检查开始。

通过对助孕前检查的分析，医生才能有针对性地为怀孕困难的夫妻制订试管婴儿助孕方案。

总而言之，助孕前检查是非常重要的步骤，一定要重视起来。

进行试管婴儿助孕前，先要完成相关检查，且核对正常无误，才可以进入试管婴儿治疗周期。一般身体检查项目包括：

男方检查项目

男方检查项目列表

检查	项目列表	
空腹检查	• 生化（肝肾功能等）	
禁欲2~7天（最好3~5天）的检查	• 精液常规＋形态分析＋DNA碎片＋混合抗球蛋白反应实验（MAR）＋低渗肿胀实验（HOS） • 精浆生化（必要时） • 分泌物革兰阴性双球菌 • 衣原体 • 支原体（必要时）	
无特殊要求（其他）	• 血常规 • 尿常规 • 血型 • 感染八项 • 抗精子抗体	• 染色体 • Y染色体微缺失 • 优生四项 • 性激素 • 生殖系统B超

👤 女方检查项目

女方检查项目列表

检查	项目列表
非月经期检查	• 尿常规 • 白带 • 衣原体 • 支原体（必要时） • 宫颈薄层液基细胞学检查（TCT） • 人乳头瘤病毒（HPV） • 子宫输卵管碘油造影
月经期（月经的第2~5天）检查	• 基础性激素 • 盆腔B超
空腹检查	• 生化（肝肾功能、同型半胱氨酸等） • 肝胆胰脾B超
无特殊要求（其他）	• 血型 • 血常规 • 血沉 • 凝血四项 • 传染病八项 • 乙肝两对半 • 梅毒筛查（RPR） • 人类免疫缺陷病毒（HIV） • D-二聚体 • 丙肝 • 肝功 • 肾功 • 甲功 • 抗缪勒管激素（AMH） • 染色体 • 维生素D_3 • 红斑狼疮因子 • β_2-糖蛋白抗体 • 肿瘤标志物 • 乳腺B超 • 甲状腺B超 • 心电图 • 胸片 • 尿常规 • TORCH（注：可导致先天性宫内感染及围产期感染而引起围产儿畸形的病原体筛查）

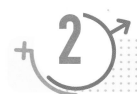

助孕要分七步走

先了解一下医生说的"周期"是什么意思。做试管婴儿过程中所说的"周期",是指从月经开始的第1天算起,完成一轮试管婴儿治疗,就算一个周期,即使有人在月经开始之前已经开始服药或注射药物,也这么计算周期。月经见血的那一天就算月经第1天,医生说的月经第几天都是以此为准计算的。

一般试管婴儿技术助孕流程

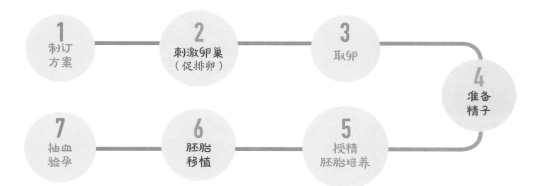

第一步:制订方案

医师会根据夫妻双方的年龄、卵巢功能、怀孕困难的原因、全身情况等,选择适合的促排卵方案。

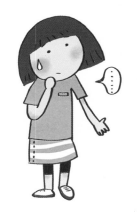

促排卵方案

分类	方案		
主要方案	• 降调方案(也称长方案) • 拮抗剂方案		
其他方案	• 自然周期 • 黄体期促排卵	• 轻微刺激 • 随时启动	• 双刺激

近年来,拮抗剂方案因其有非常多的优势被广泛应用。无论是哪一种方案,目的是:既要让卵泡长大,又不能让卵细胞自己排出,要等着医生把它取出来。

第二步：刺激卵巢

　　促排卵药物启动从第1~5天开始，启动越早可能得到的卵细胞就会越多一些，对患有多囊卵巢综合征的女性来说，还有从第9天启动的，一样可以获得理想的卵细胞和妊娠结果，因为这类女性卵细胞多，但在不用药的情况下自然长卵非常缓慢。对绝大多数女性来说，一般促排卵药使用8~12天，直到卵巢中的卵泡多一些，长到足够大，以获得更多的好的卵细胞。

　　促排卵药有口服的，也有注射的，一般要用注射的，有时候是几种药物合用，一种药物每天应用1~2次不等。很多人都是自己皮下注射促排卵药的，也有的到医院由护士注射，有的人是丈夫帮忙注射的。自行注射的前提是：需要从护士那里学会怎么打、如何选择注射部位，很容易学会的。但无论采用哪一种方式，都很快会习惯的。

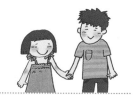

促排卵的药物中最常见的激素

✓ 促卵泡激素（FSH）
✓ 黄体生成素（LH）

　　要明白的是：这两种激素都不是大家熟悉的传说中的那种可以导致水牛背、满月脸、长胖变形的激素，那种是肾上腺皮质激素，而我们用的促排卵激素是在体内也可以自然产生的能让卵泡长大的激素，用药物增加了自然状态下促排卵激素的水平，是为了有更多的卵泡发育。

　　医生通过血液检查和B超来监测卵泡的发育情况，如果需要，医生会及时调整用药方案。若患者对药物的作用了解得比较清楚，整个过程可以做到轻松舒适。

　　越是用药的后期，可能抽血和B超的次数越会频繁一点，因为医生需要找到一个完美的打夜针的时间点。打夜针也叫"板机"，是使卵细胞进一步成熟，准备好排卵。在自然的过程中，卵细胞释放出来就可以与精子受精怀孕了。医生或护士会准确告诉打夜针的时间点，医生会在排卵前取出卵细胞。

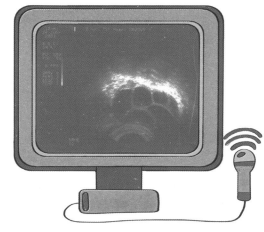

促排卵后的卵巢，可见长大的卵泡

第三步：取卵

是一种经阴道B超引导的微创手术，从卵巢中收集卵细胞，现在越来越多的人选择镇痛手术，麻醉师会让你睡一觉，整个过程需要10~20分钟。

在超声波引导下，医生将一根针刺入每个卵巢中，这是一项非常精细的工作，每一毫米都至关重要，有经验的医生才能做取卵手术。用肉眼是看不到卵细胞的，它们包含在卵泡内的液体中，需要在显微镜下从卵泡液中把卵细胞找出来。一般在取卵前，医生会预估取卵个数，平均卵数为8~15。

取卵术后恢复10~20分钟，就可以自己走动了，最好有一个人陪伴，术后暂时是不能开车的。

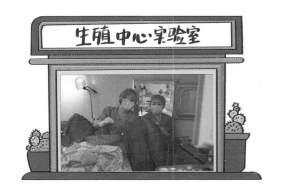

取卵过程中，将取到的卵泡液经过小窗传递给胚胎实验室，胚胎师将在显微镜下拣拾卵细胞。

第四步：准备精子

如果使用新鲜精子，丈夫需要在取卵当天自己取精。如果使用冷冻的精子或供精，将由胚胎师解冻精子。无论哪一种精子来源，都会优选好的精子来用。

第五步：受精和胚胎培养

在显微镜下，从卵泡液中找到卵细胞后，尽快让卵细胞受精很重要。有2种授精方式：

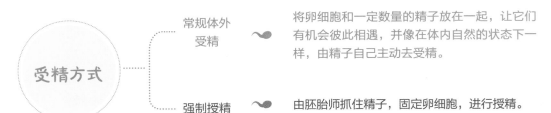

受精方式

常规体外受精 —— 将卵细胞和一定数量的精子放在一起，让它们有机会彼此相遇，并像在体内自然的状态下一样，由精子自己主动去受精。

强制授精 —— 由胚胎师抓住精子，固定卵细胞，进行授精。

如果精子使卵细胞受精，将可能发育成为胚胎。将胚胎放入一个特殊的孵化器——培养箱中，这里生长和发育的条件非常理想，是模仿体内胚胎生存环境，用来体外培育胚胎。

一般会在体外培养和密切观察3~6天。

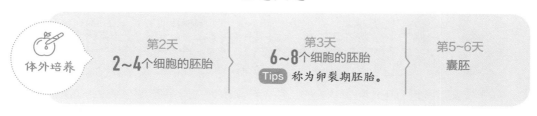

理想状态

体外培养

第2天
2~4个细胞的胚胎

第3天
6~8个细胞的胚胎
Tips 称为卵裂期胚胎。

第5~6天
囊胚

大家都知道移植囊胚将会增加成功妊娠的机会。但不幸的是，并非所有的卵细胞都会受精，也并非所有受精的卵细胞都能形成胚胎，更是只有少数能发育成囊胚。原因很多，也许是卵细胞不够优秀，也许是精子不够强壮。

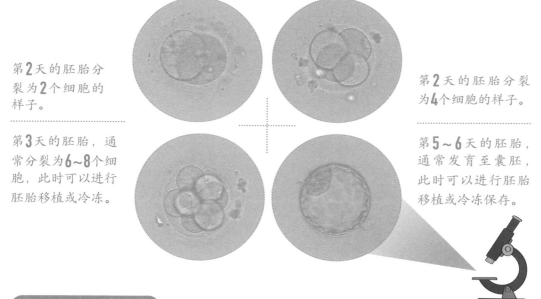

第**2**天的胚胎分裂为**2**个细胞的样子。

第**3**天的胚胎，通常分裂为**6~8**个细胞，此时可以进行胚胎移植或冷冻。

第**2**天的胚胎分裂为**4**个细胞的样子。

第**5~6**天的胚胎，通常发育至囊胚，此时可以进行胚胎移植或冷冻保存。

第六步：胚胎移植

无论哪个阶段的胚胎，发育中的胚胎都可以转移到子宫中。移植是一个相对简单的过程，就像取宫颈涂片一样简单，大约需要5分钟，不用麻醉，移植后可以马上起床，继续一天的生活：站起来日常活动或上厕所，胚胎不会掉落，请放心！

移植过程看似简单，但技巧很多，精细准确的移植是成功妊娠的关键。

第七步：抽血验孕

胚胎移植大约两周后，抽血检测人绒毛膜促性腺激素（HCG）值，确定是否成功妊娠。

 试管婴儿技术为什么要先促排卵

　　处于生育年龄且有正常卵巢功能的女性（卵巢早衰和排卵障碍的除外），每个月经周期一开始，都有一批卵泡（几个到数十个不等）跃跃欲试，竞相长大。但由于体内激素水平是一个生理状态的水平，只够一个卵泡长大成熟，其他卵泡挨饿，这个大卵泡还分泌一种叫"抑制素"的物质压制别的卵泡生长，在这种"双重打压"下，其他的卵泡都"又饿又累"，只在月经开始那几天打一下酱油就萎缩没了，医生专业的说法叫"闭锁"。所以，生理状态下，一个月一般就一个卵泡长大，能排出一个卵细胞。

　　因此，在自然状态下，如果取卵也只能取到一个卵泡，取到卵细胞的机会是50%~80%。但是，有可能这个卵细胞并没有成熟，也有可能受精障碍，形成不了有用的胚胎，所以，自然状态下取卵效率非常低。为了提高怀孕机会，医生就找到了促排卵这个办法。

　　因为医生知道，女性出生时卵巢内有约200万个卵泡，到青春期时剩50万个左右了，那么多（约3/4）的卵泡还没来得及竞争就已经消失了。青春期后，大约每个月有一个卵泡长大，女性一生按30年生育年限算，也就只有300多个卵泡能长大成为优势卵泡，其他的卵泡都闭锁了，而闭锁的卵泡并不是质量都不行的卵泡。所以，医生就用药物让更多的卵泡生长，就好比提供更多粮食，让那批本来"又饿又累"的卵泡也吃饱有力气，都有机会长成大卵泡而成熟，这大大提高了每一次试管婴儿技术周期的助孕效率，可以做到一次取多个卵细胞，形成多个胚胎，分次移植生育好几个孩子。

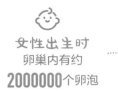

女性出生时
卵巢内有约
2000000个卵泡

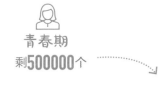

青春期
剩**500000**个

按30年生育年限算
也就只有**300**多个卵泡
能长大成为优势卵泡

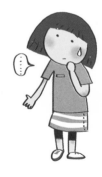

　　促排卵对下一个月经周期的卵泡，即下一批卵泡的生长并没有影响，因为这些小小的卵泡还没长出FSH受体。所以，促排卵不会提前耗竭卵泡，不会让女性变老，也不会导致卵巢早衰。至今还没有研究报道证实促排卵人群衰老加速等情况。促排卵的本质是用外来的药物使更多卵泡成熟，达到"变废为宝"的目的。

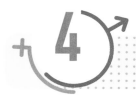

不同的促排卵方案是什么意思

　　几乎天天有人问：医生，我用什么方案好呢？请给我一个最好的促排卵方案吧！是的，这也是医生每天想得最多的问题，医生在制订每一个促排卵方案的时候，都是满怀希望的，期待卵泡生长顺利，取到理想中的卵细胞数（不要太多，怕过度刺激；也不要太少，怕不够用）。其实，促排卵是一门科学，也是艺术，不但要数量合适，还要质量好。所以，促排卵是整个试管婴儿过程中最关键和最重要的一步，因为如果没有高质量的卵细胞，一切无从谈起。

常用促排卵方案有哪些？

（1）拮抗剂方案
是目前世界上尤其是欧美发达国家用得最多的方案。

特　　点：拮抗剂方案利用了女性自身的FSH和LH，所以用药相对少，并且卵巢过度刺激（OHSS）发生率较低。

适用对象：可用于各种人群，特别是高反应人群。

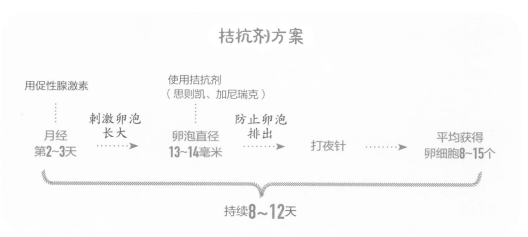

（2）长方案
是早期最常用的促排卵方案，现在分为黄体期长方案和卵泡期长方案。

特　　点：无论哪一种，所需要的治疗时间较长。

适用对象：可用于各种人群。

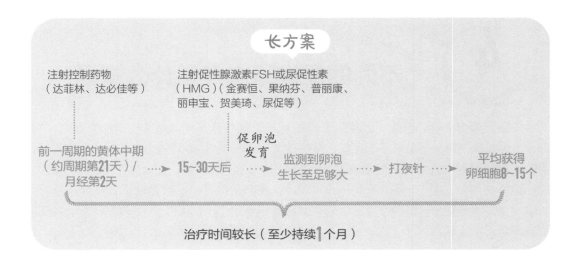

（3）超长方案

特　　点：超长方案的时间需要3~4个月，需要注射2~3次控制药物，再注射促排卵药物，大多数情况下可获得卵细胞8~15个。

适用对象：主要用于患有子宫内膜异位症、子宫肌瘤或需要控制时间的女性。

（4）温和方案

特　　点：温和方案所需要的时间较短，基本与拮抗剂方案相似，不需要在前一周期开始准备。打针次数较少，但是一般不推荐当月进行胚胎移植，可以冷冻胚胎到下个自然周期再移植，因为克罗米芬或来曲唑可能影响当月的内膜生长。

适用对象：可用于各种人群。

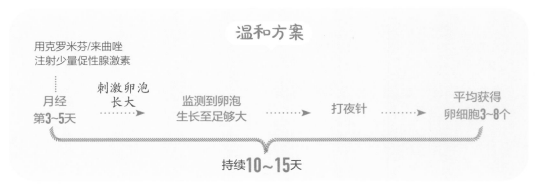

（5）微刺激和自然周期方案

特　　点：微刺激和自然周期方案的单个卵细胞质量好、利用率高、成本低、并发症少，但周期取消率高，单次移植的怀孕率偏低。

①微刺激方案：治疗时间与温和方案相似，医生应根据患者月经期的卵巢情况及性激素水平判断如何用药。

②自然周期方案：完全依靠女性自然的生理周期，不使用任何促排卵药物。

适用对象：常用于高龄、卵巢功能低下和反复多次不成功的人。

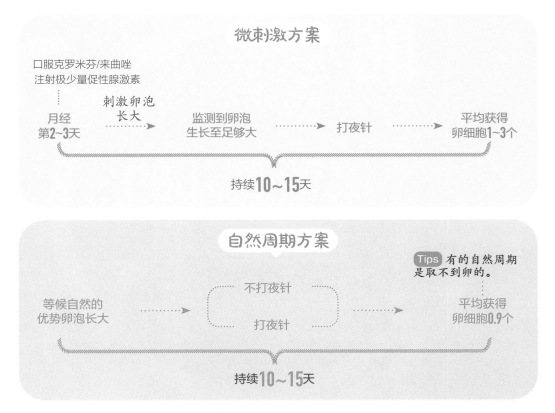

（6）短方案

这个方案已经很少有人用了，因为怀孕率低。我已经5年不用短方案，在此就不介绍了。

怎样做才能给你一个最好的方案？

面对多种方案，医生的选择依据源于行业内的专业共识、自己的临床经验以及对国内外最新进展的不断吸取。根据每位女性的年龄、卵巢功能、对药物的反应及之前的治疗效果等综合信息，给每位患者提供最合适的方案，以期在有效性、安全性、性价比以及理想的成功率之间找到最佳的平衡点。医生制订治疗方案的目标是：在标准化的基础上，尽量结合个人的全身状态、卵巢情况和夫妻双方的要求，实现个体化的促排卵方案。对疑难、高龄、卵巢功能不好的患者，我都会仔细研究，反复斟酌，希望每位患者都有机会成功怀孕！

试管婴儿的
注意事项

○ 因为试管助孕技术是一项限制性准入的技术，对医院的场地环境、设备、科室设置等，尤其是对从业工作人员的技术能力和职业、伦理规范都有严格的要求，对接受这种技术服务的患者也有法规方面的约束，从开始考虑试管技术助孕起，就应该了解常见的注意事项。这部分内容对准备或正在接受试管婴儿技术助孕的人来说，绝对干货满满！

一般注意事项

为了减少去医院的次数，节省时间和避免交叉感染，可以先查看注意事项，从而少走弯路。

（1）男女双方，如果有其他疾病，一定先到专科就诊，尤其是女方，只有在专科医生确认可以怀孕的情况下，才能备孕、怀孕。

（2）我国法规只允许给合法夫妻助孕，所以需要准备证件：

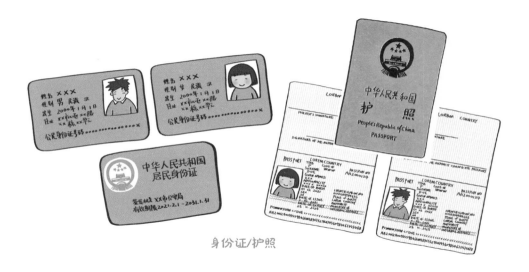

身份证/护照

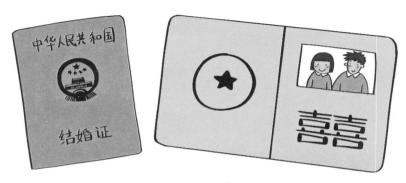

结婚证/婚姻关系证明

二者缺一不可。同居未领证的，一定要到民政局领证。

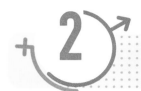

助孕前检查注意事项

（1）精液采集的注意事项

精液采集
注意事项

① 通常应在检测前禁欲2~7天采集标本，至少48小时，但不超过7天。
② 如果不能手淫采精，可以使用特制的避孕套采集，不是常用的普通避孕套。
③ 采集射出的全部精液尤为重要。否则，告诉医生，应记录为标本不完整。
④ 从采集到分析精液的时间间隔应在1小时内，因为精子活力随时间延长而下降。
⑤ 如第一次精液分析正常，无须第二次检查。
⑥ 如果精液参数异常，必须进行复查（两次时间间隔应大于7天）。

（2）省时间的检查攻略

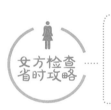

女方检查
省时攻略

非月经期 ＋ 空腹就诊……▷ 可以做几乎全部检查

Tips 除了月经期的基础性激素、基础卵泡数（B超），这2项可以在制订治疗方案当天检查，不影响治疗计划。

月经期 ＋ 空腹就诊……▷ 基础性激素、B超

Tips 月经干净后，还需做阴道分泌物和宫颈检查、妇检、尿常规。

男方检查
省时攻略

禁欲2~7天 ＋ 空腹就诊……▷ 一次可以做完全部检查

Tips 这样做，术前检查来院1次就好，减少请假次数。当然，异常结果是要复查的，这个因人而异，不好估计。

（3）少花钱的检查窍门

①如果有其他医院检查单或者自己平常体检结果，一并带来就诊，可以节省一些检查费用，避免浪费。

②了解化验结果的有效期，保留好检查结果，避免重复检查，把钱花在刀刃上。

Tips 不同医院要求的检查项目会有不同，人与人不同，检查也会因人而异，以就诊医院和自身健康状况为准。

有效期一览

检查项目	有效期
血型、染色体	长期有效
白带常规、血常规	当月有效
传染病结果、生化	半年有效
其他检查项目	一年有效
女性激素、盆腔B超	根据需要复查

促排卵和取卵前后注意事项

（1）要确保留下真实的地址和电话号码或加微信，以便有问题时医院能及时取得联系。

（2）监测排卵过程中请注意以下内容：

**监测排卵
注意事项**

- 要遵医嘱按时到诊复查和监测。
- 所有促排卵药物的使用必须在护士的指导下进行。如带回家注射的，一定要听清楚护士的交代及药物使用注意事项后，方可将药物带回家，也可在附近诊所注射。
- 请注意不要从事重体力劳动及剧烈运动，活动轻柔，穿宽松、棉质、透气性能较好的衣服，预防卵巢扭转、破裂及其他并发症的发生。
- 治疗过程中可适当增加进食富含蛋白质及维生素的食物，同时配合使用适合自己的营养素（有的人提前3个月就用了），促排卵效果会更好。不要大吃大喝，适当增加蔬菜水果的食用量。
- 保持良好的作息时间及生活习惯。

（3）取卵术前4~5天，及取卵术后，直至早期妊娠阶段避免性生活。如果验孕后，确定没有怀孕的，可以正常性生活。妊娠者早期3个月及产前3个月，最好不要有性生活。

（4）女方月经第8~10天，差不多卵泡长至14~15毫米大小的时候，或者打夜针当日，男方要手淫取精一次，并且丢弃。如果男方手淫取精困难，请提前告知男科医生，以便采取相应处理措施。

（5）打夜针，一般为人绒毛膜促性腺激素（HCG）5000~10000单位或艾泽250微克。打夜针当日或第2天选择手术方式。

> **Tips** 要听清楚护士的其他嘱咐，如有不明白的细节，应问明白才离开医院。

**取卵
三种方式**

✓ 不用药
✓ 肌肉注射镇痛药
✓ 静脉麻醉下取卵

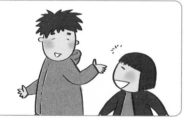

（6）取卵前一日请做好个人卫生，淋浴更衣，进入"试管婴儿"手术室一律不得使用香水、指甲油、摩丝、发胶等有挥发性气味的化妆品。

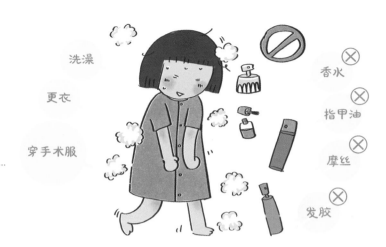

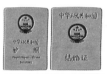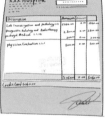

结婚证　　　　身份证　　　　缴费单

（7）取卵日要带齐夫妻双方证件（身份证、结婚证）和缴费单，由护士安排休息和等候手术。

（8）取卵日早晨排空大小便。如在镇痛药下取卵，早上避免喝太多的水，可适当进食早餐。如在静脉麻醉下取卵，取卵日零点后禁食禁饮。入手术室前更换干净的手术服，由护士安排送入手术室取卵。

（9）取卵日应有丈夫陪同，如丈夫需附睾或睾丸手术取精，请安排另一名家人陪同。

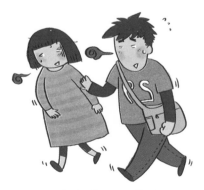

丈夫是必须条件

（10）取卵术是在B超引导下经阴道穿刺，是一种相对安全的手术，术前良好的心理状态有利于顺利完成手术，不必惊恐。

（11）术后回病房休息，可能会：

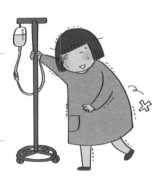

头晕、恶心、呕吐等症状　＞　多是止痛针或静脉麻醉药物引起的，下腹会有隐痛　＞　休息后可缓解

取卵术后，经医生评估无不良反应的，可选择回家休息或自愿继续留院休养。

❶ 如果有卵巢过度刺激症状的必须住院留观。

❷ 如果取卵术后疼痛难忍或有阴道出血，请及时告诉医生，需要尽快解决。

（12）取卵日当天即开始黄体支持用药，请在护士指导下及时用药，一般在取卵后第3天上午移植。

也有在取卵后第5天后移植囊胚的，还有取卵后暂时不移植的。

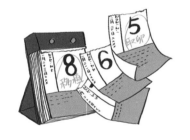

如5号取卵
移植日为8日上午

（13）取卵后请着宽松棉质衣服，避免剧烈活动，进食易消化的食物，保持大便通畅。卵泡多的人请补充优质蛋白质，多饮牛奶、椰子水、西瓜汁、冬瓜汤等利尿食品，要注意尿量，每日尿量保持在2000毫升左右，不要做剧烈运动，不要突然改变体位（如猛地翻身要避免）。

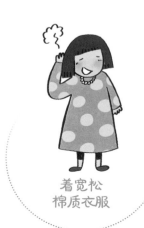

着宽松
棉质衣服

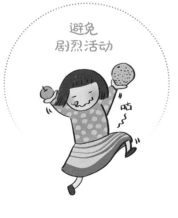

避免
剧烈活动

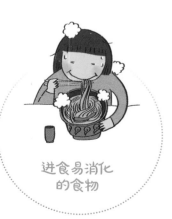

进食易消化
的食物

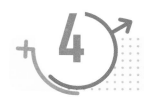

并发症注意事项：
卵巢过度刺激综合征和多胎妊娠

试管助孕有一些并发症，如卵巢过度刺激综合征（OHSS），尽管发生率很低，但应预先了解，并且配合医生，才会取得良好的预后。另一个并发症是多胎，多胎会显著增加妊娠期和产科并发症，盲目追求双胎是对孕妇安危、对胎儿健康置之度外的做法。

卵巢过度刺激综合征

医生的
临床经验：

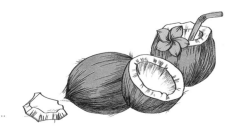

• 鲜椰子水利尿效果好，
能帮助预防OHSS。

OHSS是发生于应用促排卵药物后的严重并发症，总体发生率占接受促排卵人群的0.6%~14%。OHSS是一种自限性疾病，通常10天内症状可自行缓解。如果妊娠，可能会持续较长时间。早诊断、早治疗是保证患者生命安全的关键。最常发生于获卵多、年轻、瘦小、PCOS以及既往有OHSS史者。应用HCG做黄体支持、如果又怀孕者，由于妊娠后内源性HCG释放，一定会加重病情。

OHSS也可发生于排卵障碍者药物诱发排卵适时同房和人工授精时，但一般症状较轻。

OHSS的临床表现差异很大，较轻的仅需加强观察，而较重的则需住院治疗甚至需特殊监护。

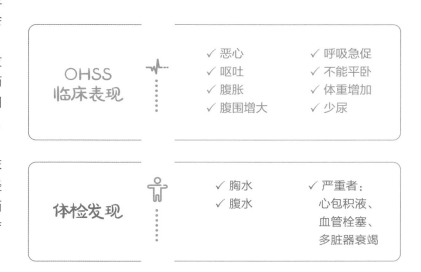

OHSS 临床表现		
	✓ 恶心	✓ 呼吸急促
	✓ 呕吐	✓ 不能平卧
	✓ 腹胀	✓ 体重增加
	✓ 腹围增大	✓ 少尿

体检发现		
	✓ 胸水	✓ 严重者：心包积液、血管栓塞、多脏器衰竭
	✓ 腹水	

实验室检查
- ✓ 血液浓缩
- ✓ 电解质紊乱
- ✓ 高凝状态
- ✓ 肝肾功能受损

超声检查
- ✓ 卵巢体积增大
- ✓ 胸水、腹水
- ✓ 严重者：出现心包积液等

发病时间

❶ 在夜针后，尤其是HCG注射后第3~10天。

❷ 如果怀孕了，则出现于HCG注射后第12~17天，此时与内源性HCG增高有关，双胎妊娠时更显著。

发生率

- 轻度发生率为8%~23%；
- 中度发生率为1%~6%；
- 重度发生率为0.2%~1.8%；
- 极重度危及生命的很罕见。

OHSS是一种自限性疾病，如无妊娠通常10~14天会快速自行消退。

治疗目的

提供支持治疗，帮助患者渡过这一时期，避免发生更严重的并发症。轻度者无须特殊治疗，多饮水，高蛋白质饮食，注意休息，避免剧烈活动以防止增大的卵巢发生扭转和内出血。

多胎妊娠

一次同时怀有两个或两个以上胎儿称为多胎妊娠。

人类自然妊娠时多胎妊娠的发生率 $\approx 1 : 89^{n-1}$

其中，n 代表一次妊娠中的胎儿数。

随着促排卵药物的应用，尤其是试管婴儿助孕的发展，多胎妊娠的发生率也随之增加，多胎妊娠率可达20%~35%，我们经过努力，尽量把多胎率降低到10%以下。

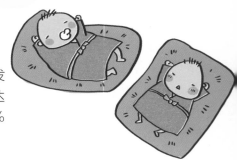

（1）多胎妊娠的危害

多胎妊娠的孕产妇其并发症及流产率、围产儿发病率、死亡率均增加。

常见的母婴并发症

- ✓ 子痫前期
- ✓ 产前贫血
- ✓ 羊水过多
- ✓ 流产
- ✓ 早产

- ✓ 产后出血
- ✓ 胎儿宫内发育迟缓
- ✓ 新生儿呼吸窘迫综合征
- ✓ 胎儿畸形
- ✓ 剖宫产率增加

（2）多胎妊娠的应对措施——减胎术

一旦发生多胎妊娠，可通过减胎术来减少多胎，改善孕产期结局，减胎是多胎妊娠的补救措施。1985年，法夸尔森（Farquharson）等首次对妊娠8~11周的多胎经负压吸引进行减胎术。1994年，我国著名生殖医学专家庄广伦教授成功将减胎术应用于多胎患者。2014年，内蒙古周女士怀孕8胞胎（7个绒毛膜囊，其中1个单绒双胎）辗转多处要求减胎，但因风险太大，没有如愿，她在2014年3月20日妊娠8周时找到我，在充分与患者及家人讨论手术利弊后，我两次为其进行减胎术，第一次减去4胎（含1个单绒双胎），第二次减去2胎。留下一对双胎。周女士于2014年10月1日生下2个男宝，母子平安。这是至今为止，我减胎胎数最多的记录。

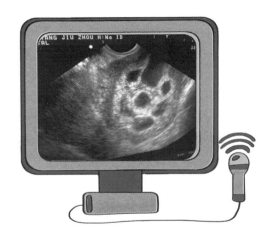

减胎术前宫内8胎的超声影像，可见7个绒毛膜囊，其中有1个里面有2胎

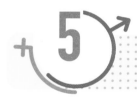

为什么胚胎移植需要黄体支持

黄体支持是指添加外源性黄体酮或类似药物。

1972—1973年，乔波（Csapo）等证明了黄体酮对妊娠的重要性。在他们的研究中，摘除妊娠7周之前孕妇的黄体，导致了流产。后来又做了进一步的试验：在摘除黄体后，通过人为加用黄体酮，并没有出现流产现象，怀孕可以维持而不受影响。

迄今已知黄体酮至少有三个作用

❶ 在适当的雌激素作用之后，诱导子宫内膜往分泌期转化。

❷ 可以改善子宫内膜的容受性，子宫内膜容受性是子宫内膜上皮获得一种功能性和暂时性的性激素依赖状态，从而使囊胚有机会黏附的一个窗口期。

❸ 通过诱导蜕膜中一氧化氮的合成，促进局部血管舒张和子宫肌肉组织的静止。如果子宫不安静，收缩力异常，可能致异位妊娠、流产、逆行性出血伴痛经和子宫内膜异位症。

为什么IVF需要黄体支持呢？

有正常排卵的（原发性或继发性）怀孕困难女性，在自然周期中，黄体功能不足的患病率约为8.1%。

随着IVF技术的出现，已经确定所有药物刺激的IVF周期的黄体都是有缺陷的。然而，是什么导致黄体缺陷呢？全世界的生殖界人士已经争论了20多年了：

（1）第一个假说：是因为取卵带走了颗粒细胞影响分泌黄体酮

因为由颗粒细胞合成的黄体酮，是黄体酮最主要的来源，所以，最初有人认为在取卵过程中顺带吸出了颗粒细胞会减少黄体酮的合成，从而导致黄体缺陷，使黄体期缩短。然而，有人却发现在自然周期中取卵没有减少黄体酮的分泌，也不会缩短黄体期，这说明取卵带走的那一点颗粒细胞并不会减少黄体酮的合成，这一假说站不住脚。

（2）第二个假说：是因为用HCG抑制了黄体生成素（LH）

又有研究表明，在药物刺激的IVF周期中，由于用HCG来促进最终的卵母细胞成熟，可能是它通过短反馈机制抑制LH的产生，导致黄体缺陷。然而，在未受药物刺激周期的黄体期，同样用HCG，却并没有下调LH的分泌，所以，HCG抑制作用的假说也被否定了。

（3）第三个假说：是因为降调节的作用

另一项研究认为，因为GnRH激动剂降调节，延长了垂体恢复时间，阻碍自发的LH升高，从而导致黄体缺陷。如果真是这样，那么，GnRH拮抗剂的应用引发了另一种推测：即垂体功能的迅速恢复，将不再需要黄体支持。而且，宫腔内人工授精（IUI）周期的初步观察似乎支持这一论点：有研究者研究了IUI轻度刺激周期中黄体期的激素分布，分为GnRH拮抗剂和非GnRH拮抗剂两组，未发现拮抗剂对黄体酮浓度或黄体期持续时间有不良影响。

于是，有研究者做了一个特别变态的试验：拮抗剂方案新鲜周期移植且不用黄体支持，由于妊娠率太低，才7.5%，实在令人无法接受，因此仅仅做了40例就做不下去了。后来很多研究发现：在拮抗剂IVF周期中，黄体溶解也会提前开始，导致黄体期持续时间显著缩短。尽管GnRH拮抗剂组的垂体功能迅速恢复，但仍然必须要有黄体支持。所以，降调节方案导致黄体缺陷的说法也被否定了。

目前的结论

争来争去，20多年过去了，现在能确定的是：黄体缺陷的主要原因一定与刺激周期有关，那就是超生理水平的类固醇激素直接通过负反馈抑制LH的释放。人类和灵长类动物的研究表明：黄体需要持续的LH刺激才能发挥其生理功能。LH对黄体的维持和正常的类固醇激素生成至关重要。因此，LH缺乏必定会导致过早的黄体溶解。

有研究者对IVF胚胎移植结果的研究，支持了黄体酮具有子宫肌肉松弛作用的结论：胚胎移植过程中，超声显示的子宫收缩（UC）频率与黄体酮浓度呈负具相关，强调了黄体酮在IVF中的益处，如果胚胎移植当天UC发生率高，可能将胚胎排出宫腔，这样，UC导致子宫内膜容受性降低，被认为是IVF中着床率低的主要原因。

所以，IVF人群移植后由于黄体缺陷，一定需要黄体支持，好好用药，医生说停才停，科学的黄体支持没有坏处。

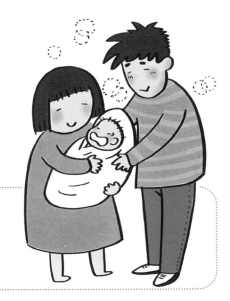

黄体缺陷的主要原因一定与刺激周期有关，那就是超生理水平的类固醇激素直接通过负反馈抑制LH的释放。

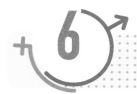

胚胎移植后注意事项

移植前后的基本注意事项

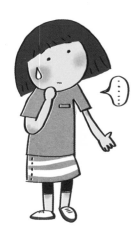

1 移植手术是无创手术，不会疼痛，一般5分钟即可完成，请放松心情，轻松、平和的心态将有利于胚胎的发育和胚胎着床的成功。

2 移植当日早晨解大便。因为移植一般为腹部B超引导下的操作，所以，需要保持膀胱为充盈状态（即适度憋尿）。

3 移植后休息一小会儿可去厕所排空小便，一定不要强行憋尿，长时间憋尿可能导致尿潴留、应急性膀胱出血，甚至引起子宫收缩等。移植后即可采用舒适体位。

4 移植术后至测孕日请注意适度休息，不要做剧烈运动，不做重体力活，但并不需要每天卧床不活动，因为卧床会导致皮肤压疮、静脉血栓等，严重者可能危及生命。避免熬夜、感冒、腹泻、便秘，禁盆浴及性生活。进食易消化、高维生素、优质高蛋白质食物，不要偏食。

5 移植后马上可以坐火车、飞机、自己开车，并保持正常的生活和工作状态。错误的做法是：不洗头、不洗澡、不下床、不敢坐着，甚至夹着大腿走路。但是，也不要进行高强度的运动。再说一遍：怎么舒服怎么做，你舒服了，胚胎才能舒服，胚胎舒服了才能正常地生长发育。

6 术后如出现下腹痛、阴道流血、胸闷、腹胀、尿少（每日少于1000毫升）等不适症状，应警惕宫外孕、流产及卵巢过度刺激综合征的发生，请到医院诊治。

7 验孕的正确做法：移植后10~16天抽血化验人绒毛膜促性腺激素（HCG），如果结果支持怀孕，继续用药，医生会安排查翻倍的时间，移植后第28天B超查看怀了几个及位置。如果验血没有怀孕，要停止所有黄体支持的药物，停药1~3天会有月经，有冻胚的可以继续准备移植解冻胚胎；没有冻胚的，需重新取卵。

Tips 有的人移植后7~8天就开始自己用试纸测尿验孕，这种方法得到的结果是不准确的。因为如果肌肉注射了人绒毛膜促性腺激素，这时检测结果就是阳性的，这是用药造成的。

8 移植后出血有三种原因：

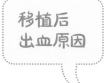

• 胚胎发育不好。
• 黄体支持不够，需要加药，加药后出血不会马上停止，只要在减少就不会影响以后的发育。
• 可能宫外孕，怀疑宫外孕的要提前B超，只要听从医嘱，严密观察，都能及时发现和处理。

9 如果怀孕，黄体支持一直要用到妊娠30~70天，切记期间不能随意停药。期间如果没有药物了，请及时找医生开处方拿药，并问清楚使用方法，因为用药随着孕周延长会有所调整。

10 注射黄体酮的部位如出现硬结，可在注射后2~3小时（因为注射针眼需要2~3小时才能完全闭合）热敷或用土豆片贴敷局部，也可以进行局部按摩，改善血液循环，促进药物消散吸收。

11 如果是进行第三代试管婴儿的，在怀孕后还要做产前诊断。

12 整个妊娠期应与诊室保持联系，可以了解助孕时的情况和询问特殊用药，这将帮助你平安渡过妊娠期。分娩后请电话或微信告诉诊室或随访医生分娩的情况和孩子的性别、体重以及是否有畸形等。

13 有二胎、三胎要求的，约定继续冻存胚胎，或准备再次助孕。

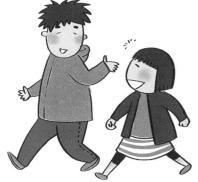

胚胎移植后的吃和睡

胚胎移植（ET）是辅助生殖技术中的最后环节，也是最关键的一个步骤，移植前，医生精心准备内膜，然后轻柔地放入胚胎，适当地用药物黄体支持，也可以称保胎。而移植后，正常的生活规律很重要。

（1）关于"吃"

移植后，一定是正常饮食，能助孕的一般是健康基本没有问题的人，不是真正意义上的病人，没有哪个器官、系统出现问题。很多人问吃什么能帮助胚胎着床？纯属想多了，如果哪种食物能帮助胚胎着床，估计就不能叫食物了，应该当药卖了。建议移植后不要突然改变饮食习惯和饮食结构，也无须大养大补。一般来说，西医不讲究忌口。但不管是中医还是西医，"吃舒服，健康"是共识。

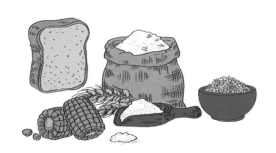

"吃"在以下几方面可以稍加注意

要点归纳	移植后的可能问题	如何应对
吃易消化的食物	移植后由于休息较多、活动量减少、心理压力大，可能出现食欲下降、消化不良	应该选择易消化食物
避免便秘	孕酮（黄体酮）类药物可使肠道肌肉松弛，肠蠕动减慢，再加上活动量少，容易造成便秘	为了减轻便秘症状，要多吃富含高膳食纤维的蔬菜、水果，少食用辛辣食物。如果便秘了，可以服用乳果糖（杜密克）
避免腹泻	很多人非就诊医院本地人，在移植前后这一段时间住旅店，吃快餐，造成"水土不服"，可能表现为腹泻	应注意饮食卫生。如果有腹泻现象，应尽量避免生冷食物，可以服用蒙脱石散（思密达）
不吃易引起过敏的食物	有过敏体质或对某种物质过敏的人	应注意远离过敏源，避免吃易引起过敏的食物。以前没有吃过的东西，不要在这时候乱吃

续表

要点归纳	移植后的可能问题	如何应对
高蛋白质饮食	卵巢过度刺激综合征是由于卵巢对促排卵药物过度反应所致。这类人群最初有食欲差、腹胀等不适	应进食高蛋白质和容易消化食物，少量多餐。每日蛋白质供给量1.5~2g/kg，其中优质蛋白质应占2/3以上。可选用富含优质蛋白质的食品，如鸡、鸭、鱼、肉、蛋、大豆及其制品。热量、各种无机盐和维生素都要供应充足
少吃一口	移植后，由于静多动少，进食较精细，再加上应用黄体酮类药物的原因，会有心情焦虑、睡眠欠佳的感觉，多有饱胀感	进食时应遵循"少吃一口"的原则：可以少吃多餐；可采取正餐外加餐的方法，如在两餐之间加牛奶、豆浆、鸡蛋、蛋糕等高蛋白质食物

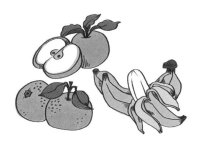

"持平常心，吃家常饭"。吃饭，首先要喜欢吃，然后是健康吃，其次是仔细吃，也就是讲究吃。在喜欢吃的基础上进行平衡调节，做到有营养助健康，最后上升到讲究的层次，这就达到了吃的最高境界。

（2）关于"睡"

移植后要卧床多久？目前，我国大多数的中心主张移植后卧床休息10分钟到2个小时不等，没有统一规定，也没有足够的证据表明这是必要的，而安慰性的作用更大一些。

最厉害的生殖医学大咖、2010年诺贝尔生理学或医学奖获得者、世界试管婴儿之父罗伯特·G.爱德华兹（Robert G. Edwards）和他的团队，在大约40年前也被这个问题困扰，那时候所有进行胚胎移植后的人只允许做一件事：那就是呼吸！移植后规定必须一动不动地躺在移植床上。直到有一天，有一个活泼好动的人，刚刚移植后就因为动作幅度过大，从手术床上"咚"的一声摔到地上，这一摔足以让医生们心惊肉跳！更惊心动魄的是：她竟然爬起来就去参加聚会去了，又跳又蹦的。接下来的日子她也没有闲着，该干啥干啥！至今，我

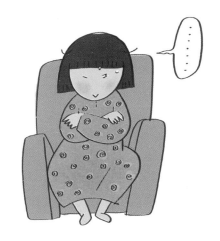

很难想象当时的医生前辈们内心是有多么崩溃！然而，结局出乎所有人意料：她怀孕了，而且怀得很好！从此以后，这个团队就知道：卧床和成功妊娠其实没有什么关系。

对于患者提出的移植后是否需要请假回家长期休息的问题，我一般回答：适当休息。大家在做试管婴儿的过程中有较大的精神和经济的付出，怕移植后因休息不够引起种植失败，这种心情完全可以理解，因此，适当休息不过分。至于适当到什么程度，因人而异。以不增加精神压力、心理负担为前提。但肯定要避免长期卧床。从移植到做HCG检查看是否怀孕，需14天左右，只要不过于劳累，不干重体力活，不剧烈运动即可，是可以日常活动的，也可以上班。过度休息，再加上家人的过度关怀，反而会造成心理压力，影响成功率。过度休息，长时间卧床，有害无益，还有可能引发下肢静脉栓塞，出现突发性下肢肿胀、疼痛，会适得其反的。

还有人问：什么姿势睡觉最好，有利于怀孕？还是那句话：怎么舒服怎么睡。那么小的胚胎，地球对他或她的引力绝对可以忽略不计，子宫如果不自己蠕动是不会影响着床的，所以按时用药，保持平和的心态，非常重要。

总之。顺其自然，不要把简单的事情搞复杂了，你一定会好孕。

> **卧床和成功妊娠没有关系**
>
> 早在1997年也有研究结果提示，移植后卧床休息20分钟与24小时对临床妊娠率这个问题没有影响，这对移植后是否有必要卧床休息提出了质疑。可见，移植后是否卧床休息对试管婴儿的成功率无相关性。虽然至今对移植后是否必须卧床休息的研究仍然不多，但大多数的研究结果表明，长时间的卧床休息既没有提高临床妊娠率，也没有减少早期流产率和异位妊娠率。

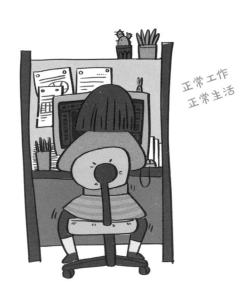

正常工作
正常生活

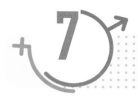

孕期注意事项

早孕期甜蜜中的痛苦：孕吐

好多孕妇来做一超、二超还有三超时，经常在我面前焦虑而又担忧地描述自己的各种不适，比如恶心、呕吐、乏力、头晕等，"是啊，这就是怀孕的味道"，我每次对这些准妈妈说这句话都很开心，但之后，总有一丝丝地心疼他们。所以，面对早孕期，在这一节里要先讲一下，怎么对付"孕吐"，也称妊娠期呕吐、晨吐等。怀孕后，味觉、嗅觉、脾气可能都改变了，你不再是原来那个你，因为你身体里还住了小宝贝！

首先，了解两个常识：

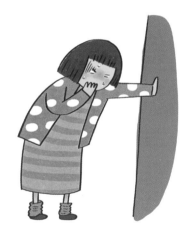

怀孕的味道好复杂

孕吐发生率？ ⋯⋯> 发生率为75%~80%，约25%孕妇无症状。孕吐是孕妇住院最常见的症状，住院率仅次于早产。

孕吐啥时候开始的，严重程度怎样？ ⋯⋯> 从怀孕4周开始出现，也就是移植后2周，有的人会有反应。孕9周时最为严重，60%的孕妇在孕12周后症状会自行缓解，91%的孕妇在孕20周后缓解，而约10%的孕妇在整个妊娠期会持续恶心、呕吐。0.3%~1.0%的孕妇恶心、呕吐持续加重，至最严重的阶段——妊娠剧吐。

当然，今天的重点是孕吐怎么办？

❶ 少食多餐：每1~2小时进食一次，避免饱腹。

❷ 餐间喝水：也就是不要吃饭时同时喝水，要在饭前或饭后半小时以上喝水。

❸ 进食清淡：避免过量辛辣或者油腻食物，避免接触容易诱发呕吐的气味、食品或添加剂。

❹ 吃你想吃的：不要吃你以为要吃的，或老公认为好吃的、妈妈认为好吃的……哪怕咸菜稀饭，只要你想吃就可以吃。

❺ 用姜：美国妇产科协会（ACOG）指南及英国皇家妇产科学院（RCOG）均推荐应用姜汁，姜可有效缓解妊娠期恶心、呕吐，同时没有增加胎儿畸形的风险。做法：生姜10~15克加300毫升水，锅中煮5~10分钟，不可加糖，可加少许盐。

❻ 补充维生素：服用含复合维生素的营养素，可降低孕期恶心、呕吐发展为妊娠剧吐的可能，同时减轻呕吐的严重程度。也可以口服维生素B_6，每次10毫克，每日三次。

❼ 中医中药：祖国医学对孕吐也有办法，很多研究显示"内关穴"可以显著改善恶心、呕吐，减少止吐药物的应用。

❽ 应对妊娠剧吐：若病情持续加重，妊娠早期孕妇出现严重持续的恶心、呕吐，引起脱水、酮症甚至酸中毒，此时即为"妊娠剧吐"，需要住院治疗。

最后说一下，能忍就先忍忍吧，过一段时间一切不适就会烟消云散了，接下来就是愉快地期待你的天使降临了。

Tips 吐与不吐，只要没有其他合并症，与孩子发育、智力没有关系。

孕周和预产期的算法

首先，大家要知道试管婴儿助孕的孕周和预产期的算法，与月经哪天来的及月经周期都没有关系了，不要去按月经测算。

然后，今天给大家准备一份史上最清晰的测算方法。

（1）孕周测算

$$孕周 = \frac{测算的当天日期-胚胎移植日期的天数+17天（移植第3天胚胎的）或19天（移植第5天胚胎的）}{7}$$

计算：整数为孕周，余数为天数。

例1：2020年1月1日移植第3天胚胎，假设你测算的那天是2020年6月29日，那天的孕周是多少呢？

测算： 2020.6.29减去2020.1.1等于5个月28天，按每月30天测算，即178天，再178+17=195，195÷7，即那天的孕周是27周6天。

例2： 2020年1月30日移植第5天胚胎，假设你测算的那天是2020年6月29日，那天的孕周是多少呢？

测算： 2020.6.29减去2020.1.30等于4个月29天，即149天，再149+19=168，168÷7，即那天的孕周是24周整。

（2）预产期测算

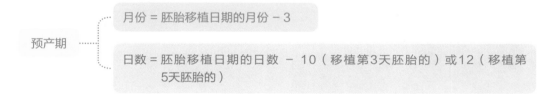

预产期

月份 = 胚胎移植日期的月份 − 3

日数 = 胚胎移植日期的日数 − 10（移植第3天胚胎的）或12（移植第5天胚胎的）

计算： 如果月份比3小，月份先加12再减3；如果日数比10小，从月份中借1个月，即加上30天。而如果月份比3大，年份后推到次年。

例1： 2020年1月1日移植第3天胚胎的，预产期是什么时候呢？

测算： 月份加12就是1+12=13，而日数是1，需要从月份中借1个月，即30天，那么日数就变成了30+1=31，月份借走1个月就剩12了。那么，预产期月份为12−3=9，日数31−10=21，预产期就是2020年9月21日。

例2： 2020年6月29日移植第5天胚胎的，预产期是什么时候呢？

测算： 预产期月份即6−3=3，日数即29−12=17，预产期是2021年3月17日。

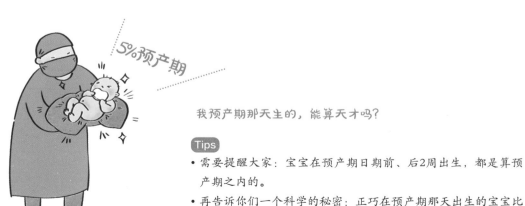

5%预产期

我预产期那天生的，能算天才吗？

Tips

• 需要提醒大家：宝宝在预产期日期前、后2周出生，都是算预产期之内的。

• 再告诉你们一个科学的秘密：正巧在预产期那天出生的宝宝比例只有5%哦。

8 如何缓解怀孕困难带来的压力

怀孕困难是有压力的，
需要家人的关心，
尤其是老公

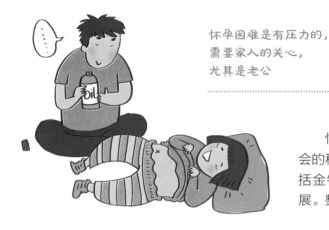

怀孕困难的夫妻承受了来自家庭和社会的种种压力和期待，做了太多付出，包括金钱、时间、工作机会，甚至事业发展。整个治疗的各个环节中：

经历着各种难熬的焦虑

✓ 卵长得好不好？
✓ 胚胎好不好？
✓ 移植了能不能怀？
✓ 怀了怎么保？
✓ 吃什么喝什么才能提高成功率？
……

有些夫妻会体验到压力带来的各种不良情绪

✓ 焦虑	✓ 敌对
✓ 抑郁	✓ 恐惧
✓ 易怒	✓ 食欲不佳
✓ 强迫	✓ 睡眠差
✓ 敏感	……

妥善地处理这些不良情绪对于维持正常的生活、顺利的治疗十分重要。更重要的是：有利于提高妊娠机会，并且给即将到来的宝宝营建一个健康的生活环境和氛围。

情绪是人类的正常反应，尤其是正在处理一些重大事情的时候，适当的焦虑情绪可以帮助我们卯足精神，更努力地去准备。但是如果情绪的波动超过了一定的范围，可能就会让我们体验到很不舒服的感觉，影响到生活，甚至影响到事情的进行。

如果严重到出现抑郁症状和焦虑症状，甚至明显影响生活或工作，则需要到医院的心理门诊就诊，看看是否需要做一些干预去缓解目前的焦虑、抑郁情绪。

如果没有那么严重，可以进行一些适当的自我调整：

（1）正常、规律地生活

最好正常上班工作，或者继续以前每天做的事情。不需要为了就诊而辞去工作，如果把怀孕作为了唯一的目标，可能压力更大，并且无处释放。人是有强烈的社会属性的，日常规律的工作和生活有助于维持良好的心态。

（2）家人之间多沟通

采取开放的心态，在处理很多重大事情的时候，家人出于关心，会表达自己的意见，这样难免会有些争执和冲突。可能最好的解决办法就是找个机会坐下来，每个人温和地发表一下自己的看法，避免相互指责。如果能达成共识那很好，如果还是有分歧，应当尊重当事夫妻的意见。不过，在很多情况下，当每个人说出自己的想法的时候，互相听取意见并相互理解的时候，这时可能问题就化解了。

（3）朋友同事之间的沟通

良好的社会支持系统对保持良好的情绪有很重要的意义，和朋友的欢聚、交流甚至只是简单的陪伴，都会让人轻松很多，度过那些焦虑的等待、失败后的情绪低落等。但切记一点：不要告诉她们自己怀孕困难的细节，只是表明正在努力、正在治疗就好，以免被八卦，因为越有细节八卦才越有吸引力，如果信息单一，传播起来就没有那么让人有兴趣了。

（4）保持良好的生活状态

简单地说就是以前干什么就继续干什么，以前喜欢做的事情在可能的情况下继续去做，一是好的心情对受孕状态有好处，二是只有自己过得好，才能更好地养育你期盼已久的宝宝。

（5）维持良好的夫妻关系

迎接一个新生命是夫妻之间的事情，凡事都应该互相沟通，互相支持，不仅是为了自己，更是为了未来的宝宝，不妨把这个重大的事情当作再次磨合的机会，从而解决很多隐藏的问题。这样，当你们合力度过这个危机的时候，就能收获一个更加紧密、温暖的关系，给未来的宝宝一个更良好的养育环境。

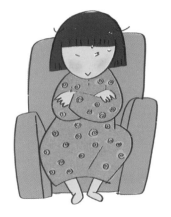

我们一生会遇到很多事情，也难免会产生各种各样的不良情绪。问题发生的时候，我们去识别、理解、调整，是一定可以跨过这个坎儿的，并获得更多的生活体验和领悟。

试管婴儿技术
AB 面

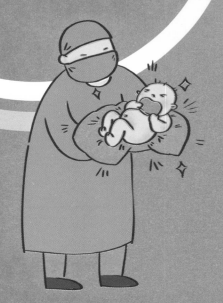

○ 随着试管婴儿技术的广泛应用，在出生人口中，约2%是通过试管婴儿技术来到这个美丽世界的。形象一点说，在一个50人的班级里就有一个是试管婴儿。所以，技术的开展和伦理要求需要严格管控，各国卫生行政部门都有专门的规章制度或行业标准。

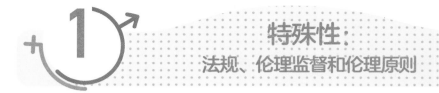

特殊性：
法规、伦理监督和伦理原则

针对特殊性层层把关

试管婴儿技术要求高，伦理问题突出，是一项限制性技术，有严格的准入制度，未经批准，任何机构都不能随意开展，所以，无论是对从业人员、机构、患者，卫生行政主管部门都有明确的相关规定。其中，需要夫妻配合的主要是有关证件要求、性别选择、代孕，以及供精和赠卵的规定。

（1）证件要求

现在规定夫妻有2证就行：

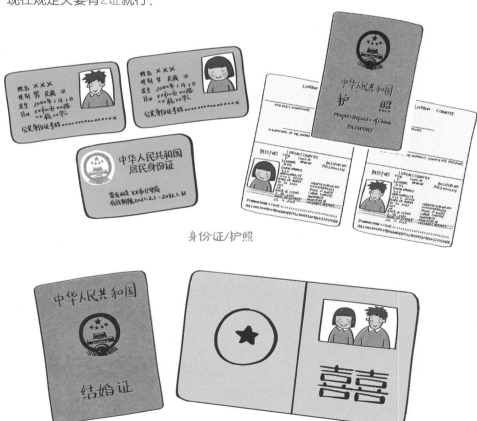

身份证/护照

结婚证/婚姻关系证明

生殖中心或科室工作人员会在建病历档案之前详细核对双方证件原件，医院保留复印件，有的医院还会采集夫妻照片和指纹。证件必须有效、真实。每次取卵和胚胎移植进入手术室之前都要核验身份，以确保符合相关法规，并且百分之百不能出错。尤其是取卵和胚胎移植当时，会由护士、医生、实验室人员反复核对身份信息，最后医生才能实施取卵或胚胎移植手术。

（2）试管婴儿能选择性别和代孕吗？

有的夫妻特别希望在做试管婴儿时选择性别，尤其是备孕二胎、三胎的父母。这种希望家庭有儿有女的想法是可以理解的，技术上也可以筛选胚胎染色体的性别，但是，各国的规定有些不同。有的国家没有限制，生男生女可以自由选择；有的国家在一定条件下，比如已经生育2个或以上相同性别的孩子，想换一个性别来平衡一下的，可以先向有关部门申请，备案或同意后可以选择性别。

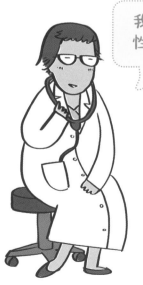

我国对于试管婴儿性别选择的政策

目前，我国的政策只允许有医学指征的，即存在与性别有关的遗传病时，为了避免有遗传病的患儿出生才能选择性别，单纯为了选男孩或女孩都是违反规定的。

所以，与其把关注点放在性别问题上，大家倒不如做好优生优育，生出健康的宝宝才是重中之重。

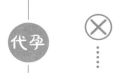

代孕　❌　无论是出于什么需求，在我国都是不允许的，没有正规的辅助生殖机构或医生进行这项操作，就不要浪费时间打听了。

（3）供精和赠卵的规定

我国现行的规章中关于供精、赠卵和其他相关内容摘要如下：

1 对提供精子的要求

严禁采用商业广告形式募集供精者。要采用社会能够接受的文明的形式和方法，尽可能扩大供精的群体，建立完善的供精者体貌特征表，尊重受者的选择权，配备相应的心理咨询服务，为供精者解决可能出现的心理障碍。为供精者取精提供尽可能的条件和帮助。

2 供精适应证

a. 不可逆的无精子症、严重的少精症、弱精症和畸精症。

b. 输精管复通失败。

c. 射精障碍。

d. 适应证a、b、c中，除不可逆的无精子症外，其他需行供精人工授精技术的患者，医务人员必须向其交代清楚：通过卵胞浆内单精子显微注射技术也可能使其有自己血亲关系的后代，如果患者本人仍坚持放弃通过卵胞浆内单精子显微注射技术助孕的权益，则必须与其签署知情同意书后，方可采用供精人工授精技术助孕。

e. 男方和/或家族有不宜生育的严重遗传性疾病。

f. 母婴血型不合不能得到存活新生儿。

5 接受赠卵试管婴儿的适应证

a. 丧失产生卵子的能力。

b. 女方是严重的遗传性疾病携带者或患者。

c. 具有明显的影响卵子数量和质量的因素。

6 接受赠卵的禁忌证

a. 任何一方患有严重的精神疾患、泌尿生殖系统急性感染、性传播疾病。

b. 患有《母婴保健法》规定的不宜生育的、目前无法进行胚胎植入前遗传学诊断的遗传性疾病。

c. 任何一方具有吸毒等严重不良嗜好。

d. 任何一方接触致畸量的射线、毒物、药品并处于作用期。

e. 女方子宫不具备妊娠功能或严重躯体疾病不能承受妊娠。

3 供精禁忌证   相关摘要

a. 女方患有生殖泌尿系统急性感染或性传播疾病。
b. 女方患有严重的遗传、躯体疾病或精神疾患。
c. 女方接触致畸量的射线、毒物、药品并处于作用期。
d. 女方有吸毒等不良嗜好。

4 赠卵的相关规定   相关摘要

a. 赠卵是一种人道主义行为，禁止任何组织和个人以任何形式募集供卵者进行商业化的供卵行为。
b. 赠卵只限于人类辅助生殖治疗周期中剩余的卵子。
c. 对赠卵者必须进行相关的健康检查(参照供精者健康检查标准)。
d. 赠卵者对所赠卵子的用途、权利和义务应完全知情并签订知情同意书。
e. 每位赠卵者最多只能使5名妇女妊娠。
f. 赠卵的临床随访率必须达100%。

7 赠卵相关的其他规定   相关摘要

a. 已经审批开展人类辅助生殖技术的各机构应严格控制赠卵技术的实施，严格掌握接受卵子赠送的适应证。
b. 赠卵者仅限于接受人类辅助生殖治疗周期中取卵的妇女。
c. 为保障赠卵者的切身利益，应当在其每周期取成熟卵子20个以上，并保留15个以上的基础上进行赠卵。
d. 应当在赠卵者对所赠卵子的用途、自身权利和义务完全知情同意的基础上进行。
e. 对赠卵者应参照供精者筛选的程序和标准进行相关的健康检查及管理。
f. 对实施赠卵技术而获得的胚胎必须进行冷冻，对赠卵者应在半年后进行艾滋病抗体和其他相关疾病的检查，获得确定安全的结果后方可解冻相关胚胎。
g. 对接受赠卵的患者要依据病情和就诊时间进行排队。
h. 严禁任何形式的商业化赠卵和供卵行为。未经审批同意，禁止任何机构实施赠卵技术。

伦理监督和伦理原则

　　人类辅助生殖技术是治疗不孕不育症的一种医疗手段。为安全、有效、合理地实施人类辅助生殖技术，保障个人、家庭以及后代的健康和利益，维护社会公益，要求实施辅助生殖技术的机构建立生殖医学伦理委员会，并接受其领导和监督。

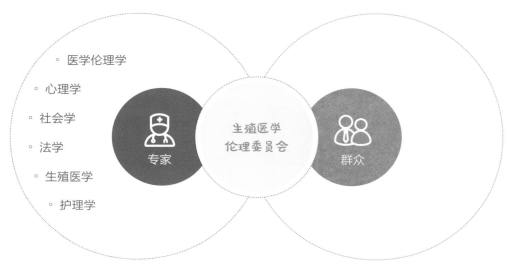

医学伦理学
心理学
社会学
法学
生殖医学
护理学
专家
生殖医学伦理委员会
群众

生殖医学伦理委员会组成成员

　　生殖医学伦理委员会应依据伦理原则对辅助生殖技术的全过程和有关研究进行监督，开展生殖医学伦理宣传教育，并对实施中遇到的伦理问题进行审查、咨询、论证和建议。

　　2003年6月，卫生部公布了修订后的人类辅助生殖技术和人类精子库的伦理原则，要求从事人类辅助生殖技术和人类精子库的医务人员应遵照执行。

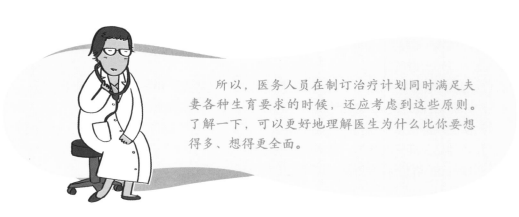

　　所以，医务人员在制订治疗计划同时满足夫妻各种生育要求的时候，还应考虑到这些原则。了解一下，可以更好地理解医生为什么比你要想得多、想得更全面。

人类辅助生殖技术的伦理原则如下：

1 有利于患者的原则

- 综合考虑患者病理、生理、心理及社会因素，医务人员有义务告诉患者目前可供选择的治疗手段、利弊及其所承担的风险，在患者充分知情的情况下，提出有医学指征的选择和最有利于患者的治疗方案。
- 禁止以多胎和商业化供卵为目的的促排卵。
- 不育夫妇对实施人类辅助生殖技术过程中获得的配子、胚胎拥有其选择处理方式的权利，技术服务机构必须对此有详细的记录，并获得夫、妇或双方的书面知情同意。
- 患者的配子和胚胎在未征得其知情同意情况下，不得进行任何处理，更不得进行买卖。

2 知情同意的原则

- 人类辅助生殖技术必须在夫妇双方自愿同意并签署书面知情同意书后方可实施。
- 医务人员对人类辅助生殖技术适应证的夫妇，须使其了解：实施该技术的必要性、实施程序、可能承受的风险以及为降低这些风险所采取的措施、该机构稳定的成功率、每周期大致的总费用及进口、国产药物选择等与患者作出合理选择相关的实质性信息。
- 接受人类辅助生殖技术的夫妇在任何时候都有权提出中止该技术的实施，并且不会影响对其今后的治疗。
- 医务人员必须告知接受人类辅助生殖技术的夫妇及其已出生的孩子随访的必要性。
- 医务人员有义务告知捐赠者对其进行健康检查的必要性，并获取书面知情同意书。

3 保护后代的原则

- 医务人员有义务告知受者通过人类辅助生殖技术出生的后代与自然受孕分娩的后代享有同样的法律权利和义务，包括后代的继承权、受教育权、赡养父母的义务、父母离异时对孩子监护权的裁定等。
- 医务人员有义务告知接受人类辅助生殖技术治疗的夫妇，他们通过对该技术出生的孩子（包括对有出生缺陷的孩子）负有伦理、道德和法律上的权利和义务。
- 如果有证据表明实施人类辅助生殖技术将会对后代产生严重的生理、心理和社会损害，医务人员有义务停止该技术的实施。
- 医务人员不得对近亲间及任何不符合伦理、道德原则的精子和卵子实施人类辅助生殖技术。
- 医务人员不得实施代孕技术。
- 医务人员不得实施胚胎赠送助孕技术。

- 在尚未解决人卵胞浆移植和人卵核移植技术安全性问题之前，医务人员不得实施以治疗不育为目的的人卵胞浆移植和人卵核移植技术。
- 同一供者的精子、卵子最多只能使5名妇女受孕。
- 医务人员不得实施以生育为目的的嵌合体胚胎技术。

4 社会公益原则

- 医务人员必须严格贯彻国家人口和计划生育法律法规，不得对不符合国家人口和计划生育法规和条例规定的夫妇和单身妇女实施人类辅助生殖技术。
- 根据《母婴保健法》，医务人员不得实施非医学需要的性别选择。
- 医务人员不得实施生殖性克隆技术。
- 医务人员不得将异种配子和胚胎用于人类辅助生殖技术。
- 医务人员不得进行各种违反伦理、道德原则的配子和胚胎实验研究及临床工作。

5 保密原则

- 互盲原则：凡使用供精实施的人类辅助生殖技术，供方与受方夫妇应保持互盲，供方与实施人类辅助生殖技术的医务人员应保持互盲，供方与后代保持互盲。
- 机构和医务人员对使用人类辅助生殖技术的所有参与者（如卵子捐赠者和受者）有实行匿名和保密的义务。匿名是藏匿供体的身份；保密是藏匿受体参与配子捐赠的事实以及对受者有关信息的保密。
- 医务人员有义务告知捐赠者不可查询受者及其后代的一切信息，并签署书面知情同意书。

6 严防商业化的原则

- 机构和医务人员对要求实施人类辅助生殖技术的夫妇，要严格掌握适应证，不能受经济利益驱动而滥用人类辅助生殖技术。
- 供精、供卵只能是以捐赠助人为目的，禁止买卖，但是可以给予捐赠者必要的误工、交通和医疗补偿。

7 伦理监督的原则

- 为确保以上原则的实施，实施人类辅助生殖技术的机构应建立生殖医学伦理委员会，并接受其指导和监督。
- 生殖医学伦理委员会应由医学伦理学、心理学、社会学、法学、生殖医学、护理学专家和群众代表等组成。
- 生殖医学伦理委员会应依据上述原则对人类辅助生殖技术的全过程和有关研究进行监督，开展生殖医学伦理宣传教育，并对实施中遇到的伦理问题进行审查、咨询、论证和建议。

Tips 参见《卫生部关于修订人类辅助生殖技术与人类精子库相关技术规范、基本标准和伦理原则的通知》（卫科教发〔2003〕176号）、《人类辅助生殖技术管理办法》（卫生部令第14号）、《卫生部关于印发人类辅助生殖技术与人类精子库校验实施细则的通知》（卫科教发〔2006〕44号）。

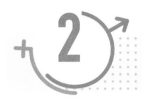

局限性：
不适用人群、成功率、宫外孕、流产

试管婴儿技术的局限性：不适用人群，即哪些人不能做试管婴儿？

如果夫妻双方符合P128"接受赠卵的禁忌证"中任何一条，便不得实施试管婴儿技术（体外受精-胚胎移植及其衍生技术）。

人工授精成功率怎么那么低？

夫妻双方都正常时，一个月内自然受孕的机会只有15%~20%。夫精人工授精和自然受孕的过程几乎是一样的，只是输入精子的方式不一样，所以，人工授精成功率和自然怀孕也一样。因为怀孕过程受很多因素影响，每对夫妻都有可能同时合并其他不孕因素，如输卵管、精子功能异常等，因此，不能保证每对接受人工授精的助孕夫妻都能成功。如果经过3~6个周期治疗仍未受孕，有必要做进一步检查，采用其他助孕方式，如试管婴儿技术助孕等。

为什么胚胎质量高、内膜好、心态平和、按时用药，移植胚胎却还是没有怀孕呢？

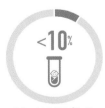

20世纪90年代

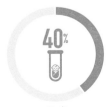

现在

随着医学技术的进步，试管婴儿技术从20世纪90年代的每次移植不到10%的活出生率，到现在每次移植40%左右的活出生率。其实，做试管婴儿的原因不同，结果是不同的：

成功率很高

有的情况成功率很高，如输卵管问题、梗阻性无精子等，一次取卵能生育孩子的概率可达90%。

成功率很低

有的情况成功率很低，如卵巢功能很差、精子质量很差等，一次取卵成功率还是10%左右。

做试管婴儿的患者分为三类

第一类

怀孕困难——有明确的试管指征

不做试管婴儿助孕怀不了，只有做试管婴儿助孕才能解决的问题，例如：

• 女方输卵管切除、阻塞或积水；

• 男方精子极少或需要睾丸附睾手术取精。

做试管婴儿能完全解决问题，妊娠率自然比较高。

第二类

怀孕不困难——没有明确的试管指征

自己可以怀孕，就想做个试管婴儿。

Tips 认为试管宝宝好看、聪明，外国人这么想的比较多，我国不允许这么做。

这种当然很容易成功啦，妊娠率最高。

第三类

怀孕困难——与时间赛跑或不明原因

例如：

• 女方年龄偏大或是卵巢功能不好；

• 男方精子质量太差。

为了争取怀孕的时机，来借助怀孕的高科技神器，做试管婴儿，这种成功率最低。

但是，无论属于哪种情况，都不必骄傲，也不必气馁，密切配合治疗，保持一颗平常心很重要，都有机会成功。

我们还有很多技术可以进一步检测没有怀孕的原因，也有方法来提高改善卵细胞和精子质量，以及提高内膜的厚度和容受性。

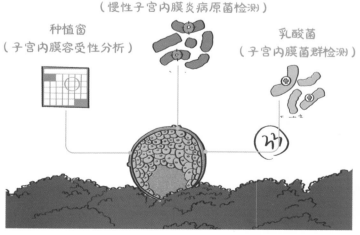

种植窗
（子宫内膜容受性分析）

病原菌
（慢性子宫内膜炎病原菌检测）

乳酸菌
（子宫内膜菌群检测）

医学检测技术帮助我们发现
内膜的容受状态和有无异常

试管婴儿技术为什么不能完全避免流产和异位妊娠？

（1）流产

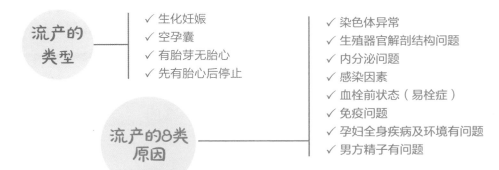

流产的类型
- ✓ 生化妊娠
- ✓ 空孕囊
- ✓ 有胎芽无胎心
- ✓ 先有胎心后停止

流产的8类原因
- ✓ 染色体异常
- ✓ 生殖器官解剖结构问题
- ✓ 内分泌问题
- ✓ 感染因素
- ✓ 血栓前状态（易栓症）
- ✓ 免疫问题
- ✓ 孕妇全身疾病及环境有问题
- ✓ 男方精子有问题

试管婴儿技术是治疗怀孕困难的手段，可以帮助自己难以怀孕的夫妻怀上宝宝，但对流产能否治疗，一定是要看流产是什么原因造成的：

- 染色体异常的流产可以通过试管技术的胚胎染色体筛查避免。
- 如果流产是其他原因引起的，即使需要做试管婴儿助孕，也必须从根源上同时处理其他流产原因，如免疫因素、血栓前状态等，才能避免流产。

例如：如果流产是因为夫妻双方携带有致病基因的遗传物质，可以通过第三代试管婴儿胚胎活检或胚胎培养液的无创筛查等检测手段，筛出异常胚胎并将其丢弃，把正常胚胎用来移植，从而解决这类问题导致的流产。

（2）异位妊娠

医生称"宫外孕"为"异位妊娠"，这样更准确，异位妊娠（ectopic pregnancy）是指妊娠时胚胎着床于子宫腔内膜以外的地方，包括输卵管妊娠、腹腔妊娠、卵巢妊娠、宫角妊娠、宫颈妊娠和阔韧带妊娠等。

做试管婴儿助孕的最后一个步骤是把胚胎轻轻地放入子宫内距离宫腔底1~2厘米处。但是，胚胎是活的，子宫也是有蠕动波的，胚胎可能会离开放置的区域另外找地方着床，这就会造成异位妊娠。试管婴儿异位妊娠的发生率为2%~5%；如果移植2枚胚胎，还有可能发生宫内妊娠合并异位妊娠，发生率为1%。宫内外同时妊娠可以在保胎的前提下尽早进行手术治疗，切除异位妊娠病灶，加强术前、术中、术后的保胎处理及治疗，保全宫内妊娠，绝大多数情况能够宫内保胎成功。

试管婴儿助孕后的异位妊娠发生率与输卵管引起的不孕、腹腔及宫腔手术、此前异位妊娠手术史及感染史有关。有研究表明，异位妊娠的危险因素和临床特征如下：

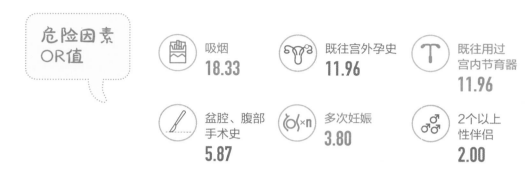

Tips OR值又称比值比、优势比，主要指病例组中暴露人数与非暴露人数的比值除以对照组中暴露人数与非暴露人数的比值，是病例对照研究中的常用指标之一。

也就是说，吸烟、既往宫外孕史、上过环、盆腔或腹部手术史、多次妊娠以及多个性伴侣都是危险因素，这些会增加发生宫外孕的概率。

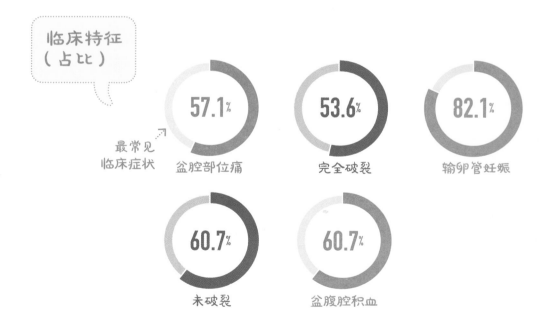

总之，试管助孕可以解决不孕的问题，但流产和异位妊娠的发生，与自然妊娠一样也是存在的。移植前先做宫腔镜、戒烟、保持心态平和、恰当的用药、处理根本病因都有利于减少流产和异位妊娠的发生。

安全性:
试管婴儿宝宝和自然怀孕的宝宝有什么不同

试管婴儿宝宝的智力和健康会受影响吗?

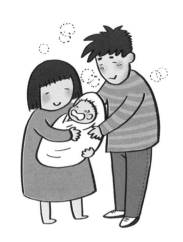

试管婴儿宝宝常常被视为"珍贵儿",这容易让人产生误会:以为"珍贵儿"比正常受孕的胎儿要脆弱。实际上经过近40年的发展,全世界已诞下近千万个试管婴儿宝宝,最早的(1978年)那个英国试管女婴,已长大成人并自然妊娠生下了自己健康的宝宝。我们国家的前三个试管婴儿也有30岁了,他们都在帮助他们出生的生殖中心工作(北京1个,湖南2个),智商和体力都非常正常。大规模的研究证实,通过试管婴儿技术出生的宝宝与自然受孕出生的宝宝,在出生缺陷及以后的心智发育上并无显著性差异,所以准爸爸妈妈们不必太担心。

试管婴儿宝宝会有出生缺陷吗?

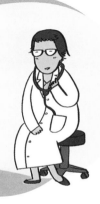

无论是使用自精、自卵,还是供精、赠卵,试管婴儿宝宝与自然受孕孕育的宝宝在优生率和出生缺陷率方面是相同的。试管婴儿是孕育生命的第一步,后期的产检和自然妊娠的产检一样,也尤为重要,能够大大降低出生缺陷的发生率。

导致胎儿畸形的原因有很多,无法彻底避免出生缺陷。但按时做好产检,可以把出生缺陷的发生降到最低。

生殖科医生
Q&A

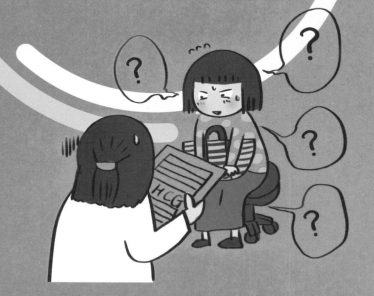

○ 在助孕过程中，每个人都有许多问题，比其他科室就诊的患者问题多很多。"怀孕这个事情很重要"是一个原因，更重要的是：怀孕困难虽然很常见，却不是能特别大方地交流，可能亲朋好友之间还故意回避着，所以所有疑问都只能放在自己的心里。遇到问题怎么办？到网上查吧？说法很不一致，甚至出现相互矛盾的答案。在无所适从的情形下，疑问自然而然地变得越来越多了。另一个原因是：这个过程即使周密细致地安排好了，至少也得1个月才能完成，一般需要2个月，少数人需要更长时间，可能长达几年，更有极少数人即使经过漫长的努力，也能如愿以偿。生儿育女是发自内心的渴望，出于对结果的期待，人们更是有诸多疑问。再者，从治疗的角度看，常规方案适合绝大多数人，但有一部分人是有特殊性的，所以，特殊的情况就会有特殊的疑问。

○ 所幸，95%以上患者的问题是可以通用的，所以，那些经常出现在大家脑中的疑问，在这一章可以找到答案。

Question 1

几乎所有第一次就诊的人都会问：
做试管婴儿从来医院到做完大约需要多长时间？需要来几次医院？

（1）大约的时间

一般需要2个月左右。

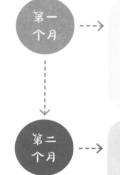

第一个月 ----> 是完成试管婴儿前的检查，第一次就诊时间最好是：
- 女方在月经干净三天以后、空腹；
- 男方2~7天不同房、空腹。
这样第1次就诊基本就能把检查做完。

Tips 80%以上的夫妻术前常规检查结果都是正常的。

第二个月 ----> 双方全部结果出来后，医生根据每对夫妻的情况制订治疗方案，90%以上第二个月就可以完成取卵、受精，并形成胚胎，这其中50%左右当月就能够移植。

其他情况 ----> 但如果试管婴儿前的检查都有了，不需要检查，那就更快了：妻子来月经第2天来医院，最快的半个月就能完成整个治疗过程。方案不同，时间长短不同，可以参看第5章"不同的促排卵方案是什么意思"相关内容。如果妻子有不适合移植的情况或者自愿移植冻存胚胎的，需要在另外月经周期准备内膜，再移植解冻的胚胎。

（2）来院次数

妻子应用促排卵药期间，需要多次做B超以监测卵泡和抽血查激素水平，所以试管婴儿整个周期：

男方需要来诊 **2~4**次

女方需要来诊 **5~10**次

其中，建立病历档案，采集指纹、照片，查验证件（带结婚证和双方身份证）当日和取卵日（女方取卵，男方取精），夫妻双方必须同时就诊。当然，如果在整个治疗过程中，每一次都能够夫妻恩爱同诊，一起经历，及时分享，一起面对治疗，彼此照顾和鼓励，保持心态平和，是肯定会增加妊娠成功率的。

Question 2
关于试管婴儿技术的费用是多少？

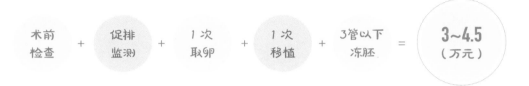

一次试管费用

术前检查 + 促排监测 + 1次取卵 + 1次移植 + 3管以下冻胚 = **3~4.5**（万元）

不孕不育是一个结果表现，不同的人原因不同，即使都是做试管婴儿，但治疗细节不一定相同：

有的原因单一
如年轻、体重正常、卵巢功能正常等，处理起来简单，用药少，药费也不多，总费用就少，3万元不到就能怀孕。

有的原因复杂
如女方需要做宫腔镜、腹腔镜，男方需要手术取精，甚至供精、供卵，还有的有过多次不良妊娠史，或年龄大、合并多种疾病，花费一定会多一些。

- 有约一半的人足够幸运，移植一次就怀孕了。
- 有人鲜胚不适合移植，如内膜异常、感冒、工作安排不开、预防卵巢过度刺激综合征的发生以及其他原因，那就移植费这次不支付，在结账时退还。
- 也有约一半的人一次移植并没有怀孕，如果还有冻胚，解冻移植需要1万多元，这种情况下怀孕率仍为50%。任何人冻胚移植费用都相差不大。
- 最揪心的一种情况是：胚胎用完了，还是没怀孕，那就只能重新进行促排、取卵、取精等，所发生的费用是和第一次差不多的，但可以省去一部分检查的费用。

怀孕的路上，有的人很容易，意外妊娠，给人惊喜，也许你们中就曾经历；有的人一次试管婴儿就成功了；但也有的人反复经历多次取卵，移植才成功。不久前有对夫妻，在外院已经做了8次取卵，后来在我这里是做的第9次和第10次取卵，在第10次成功了。

我要说：是否要坚持做下去，必须根据夫妻双方的意愿和经济状况来定，我不支持不顾一切地尝试！

参考一下：

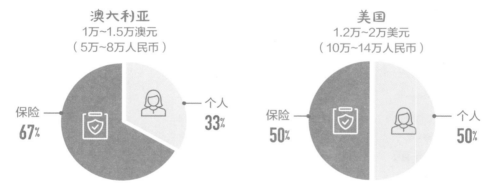

其他国家一次试管婴儿费用

所以，呼吁我国也把不孕不育纳入保险支付，大家就会轻松很多，也有利于我国改善人口结构。

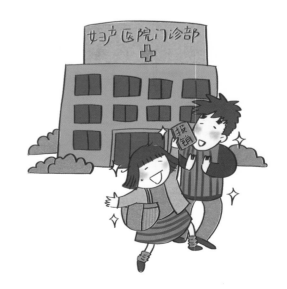

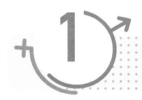

女性Q&A

Q1 **我身体很健康，能吃能睡能干活，怎么就怀不上孩子呢？**

　　A: 生殖系统停歇下来是悄无声息的，不会像别的生命系统停歇那样惊天动地。

　　人体根据功能不同被划分为八大系统，分别是：

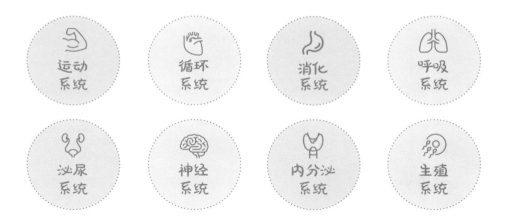

　　试着设想一下某个系统停歇下来的后果：

　　如果运动系统停歇了，肯定是动不了了，但思想还在，最厉害的例子是伟大的物理学家斯蒂芬·威廉·霍金，他生前就是运动系统出了问题。

中国男性平均寿命为
73.64 岁

　　但是，循环、消化、呼吸、泌尿、神经、内分泌，哪一个停歇，人都活不成了。所以，所有生命系统都不能停歇。我国城乡居民人均预期寿命从中华人民共和国成立初期的35岁提高到2018年的77岁。

中国女性平均寿命为
79.43 岁

我们所知"育龄妇女"是指19~49岁的女性，这个定义还是比较科学的。按照这种说法，与寿命一对比我们就明白了：在50岁以后的女性中，平均有29年（79-50=29）可以生活，却不能生育；而生育能力强的年限就更短了，一般指20~34岁，35岁及以上生孩子的产妇被定义为"高龄产妇"。男人45岁以后精子数量和质量大不如前，最近有研究表明男性30岁以后的精子质量就开始走下坡路了。所以，生殖系统停歇得悄无声息！

更糟糕的是，有一部分人群，男性、女性的生殖系统都要比平均水平停歇得更早。

 比如，患有克氏综合征的男性，20岁以后睾丸会迅速枯竭，如果及早发现、抓紧生育或者及时冻存精子，尚能获得自己的孩子，否则只能找医生想别的办法了。

 再如，女性的卵巢早衰、卵巢储备功能减退，悄悄地卵巢里面的卵细胞便所剩无几。在不痛不痒的情况下，生殖系统就停歇下来，不再有功能了，但这只有通过特定的检查才能知道。

所以，了解生命常识多一些，就会少些盲目的自信，不再不明白自己明明很健康，为什么就怀孕困难了。只怪生殖系统不作声，也怪你不早点检查。

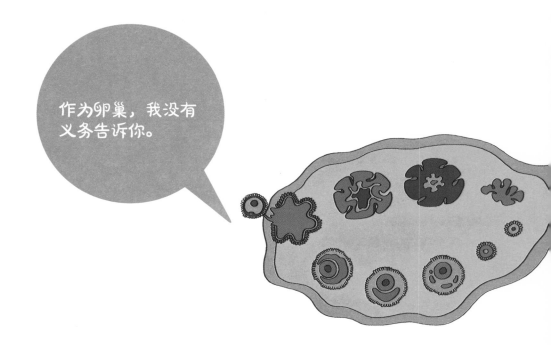

作为卵巢，我没有义务告诉你。

Q2 **影响卵细胞质量的因素有哪些？**

A: 要想怀孕成功必须具备两个要素：①合适的子宫环境；②"好"胚胎。胚胎是由卵细胞和精子结合形成的，有意思的是，精子的缺陷在受精后会得到卵细胞来源的修复和拯救，所以，卵细胞的质量是胚胎好与不好的主要决定因素。那么，哪些因素会影响卵细胞质量呢？

（1）年龄

随着年龄的增长，卵细胞数量减少，质量下降，活性氧异常增加，表现为线粒体数量及功能异常，纺锤丝形成发生错误，染色体非整倍体增加及表观遗传学改变。

（2）生活方式

卵细胞存在于卵泡中，所以卵泡的微环境与卵细胞的生存质量相关，而女性的健康状况和生活方式会改变这一环境。女性的身体越健康，越容易怀孕，怀孕后的流产率也越低。当女性处于疾病状态、营养不良、营养过剩或接触有毒物质时，发生生育问题的风险就会提高。

在胚胎种植到子宫之前和妊娠时期，维持健康和平衡的饮食、保持适当的体重是非常重要的。营养不良或过度节食会导致月经周期不规则，甚至发生闭经而影响受孕。当身体某些营养过剩而出现肥胖时，生育能力会受到负面的影响。研究发现，与正常BMI的女性相比，肥胖女性对促排卵药物的敏感性下降，更容易出现卵巢低反应和慢反应，受精率降低、胚胎质量下降。

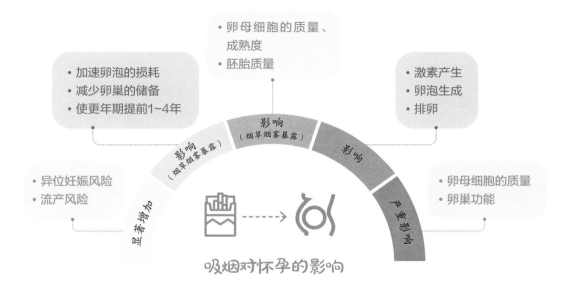

吸烟对怀孕的影响

（3）环境因素

卵细胞质量还受到环境因素的影响，汽车尾气、工业排放、电离辐射等皆会导致女性卵母细胞发生染色体畸变，影响生育。备孕妈妈应尽量避免环境的不良影响以改善卵细胞质量。

尽量不要接触有生殖毒性的化学化工产品

× 农药
× 油漆
× 重金属
× 头发染烫剂

（4）疾病因素

慢性盆腔炎

可能导致卵泡发育不良。有研究表明，IVF周期的优质胚胎数及临床妊娠率，均随着盆腔炎症的加重而降低，推测慢性盆腔炎症不仅降低卵巢的反应，同时可能影响卵母细胞的质量、胚胎形成以及子宫内膜对胚胎的容受性。可能的机制是慢性盆腔炎症环境可激活机体的氧化应激系统，大量氧自由基的释放干扰了卵泡发育的微环境，破坏卵母细胞成熟、受精及胚胎着床的正常过程。

子宫内膜异位症

导致卵泡发育不良，胚胎细胞核和胞浆的形态异常率增加，容易发生胚胎发育阻滞、囊胚形成率低。

多囊卵巢综合征（PCOS）

怀孕困难的PCOS女性表现为卵细胞质量下降，促排卵后卵细胞成熟度降低，异常形态增加，受精率下降，高评分胚胎率下降。也与全身代谢状态、胰岛素抵抗、免疫异常、糖脂代谢异常等导致的卵细胞成熟障碍、生殖力下降有关。

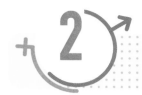

男性Q&A

Q1 男性多大年龄生育最好？男性高龄会影响生育吗？

A: 男人的最佳生育年龄是25~35岁，是生育的黄金期，这个年龄出生的孩子最健康。男人和女人的一样，大于35岁就会明显影响生育。

所以，不要以为自己身体强壮，先忙事业，避孕多年，到后来想要孩子了，却迟迟要不上。

最明智的做法 ⸺ 尽量在35岁之前要孩子。

再次一点的做法 ⸺ 到医院去查一查，如果结果很好，也可以晚一点要孩子；如果精子质量不好，或者有怀孕困难的家族史，或者从事高风险（高温、久坐等）工作，那就越早要孩子越好。

我们的祖先说"成家立业"，成家在前，立业在后，是非常科学的。

Q2 烟、酒会影响男性生育吗？

A: 酒，要一分为二看待，平时：

- 葡萄酒每天喝100毫升应该问题不大。外国学者做过研究，将两批小白鼠分为每天喝葡萄酒和每天不喝酒的，发现每天喝一点葡萄酒的小白鼠比较长寿。
- 啤酒每天喝一罐应该也没问题。
- 白酒尽量不喝。

同时，一定要考虑到酒量，不要醉酒，如果有痛风，是一定要禁酒的。医生建议：备孕期间，尽量不喝酒。酒伤肝，肝功能不好的人群当中大约有70%的人都会有精子成熟障碍，或者精子丧失活动力。

烟，是个毒东西，其中含有1000多种化学物质，致癌物将近100种，最有害的就是尼古丁，尼古丁可以直接破坏睾丸。要知道，正常的精子是在睾丸中产生的，可以理解为睾丸是精子的加工厂，"车间"就是生精小管，尼古丁会破坏这个"车间"，让"车间"的生产速度下降，"残次品"增多，影响精子的产生。

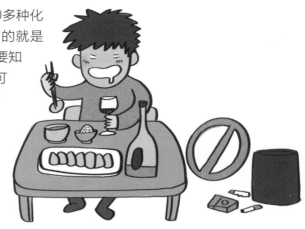

Q3 **为什么久坐会影响生育？**

A： 久坐一定会影响生育，原因如下：

①正常睾丸需要正常的血液循环：要动脉血来到睾丸，静脉血回到心脏，那静脉回流是要向上跑的，久坐会造成血流回流去心脏的时候有疲劳现象，这样就容易患精索静脉曲张。

②久坐会导致睾丸内局部温度升高，使前列腺充血：精子和卵细胞不一样，卵细胞喜欢温暖，所以卵巢在盆腔里，但精子喜欢凉快，所以睾丸在盆腔外。其实，不只是久坐不好，久站也一样不好，总是保持一个体位就会影响盆底血液循环，从而影响睾丸功能，造成精子质量差。

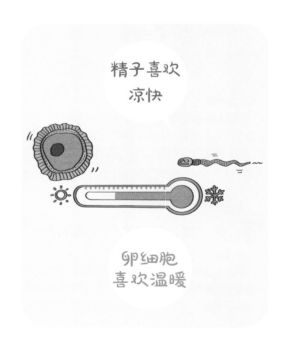

适当活动有利于精子的生成和质量。所以，不要久站或久坐，应多活动活动四肢和身体。

Q4 如何提高男性精子质量呢？

A: 要想优生优育，有足够高质量的精子是关键，妻子怀孕前三个月甚至半年，就要做一些准备：

①生活习惯：要戒烟、少酒。备孕期间要少喝可乐，少喝咖啡，特别是少喝浓咖啡。

②不熬夜：熬夜改变昼夜节律，会破坏内分泌系统，使免疫能力降低，对身体各个方面都有很大的损伤。

③控制体重：不胖不瘦，适当的运动，控制体重一定对怀孕、优生优育都有好处。

④均衡营养：适当补充维生素和微量元素，特别是抗氧化的营养素，给精子赋能。多吃蔬菜水果，特别是补充维生素C和锌（Zn），这两个东西对精子产生很重要，是决定精子膜好不好的重要物质。

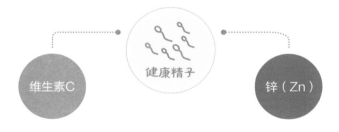

维生素C　　健康精子　　锌（Zn）

⑤增加夫妻感情：夫妻互动要增加，孩子是爱情的结晶，而爱情是互动的感情。可是，这个年代，一人一个手机，同处一室，看都难得看上对方一眼，怎么能增进感情呢？从2013年开始，全国结婚率出现"五连降"，离婚率则连续15年上升。有关数据分析，手机、平板电脑等上网工具已经成为当今社会影响80后、90后夫妻感情的第一问题。晚上玩手机的频率越高，彼此对婚姻的满意度就越低。另外，一个姿势看手机，使身体不活动也会影响盆底血液循环，这也会造成阴茎勃起功能障碍，出现阳痿等，从而导致性生活不和谐。

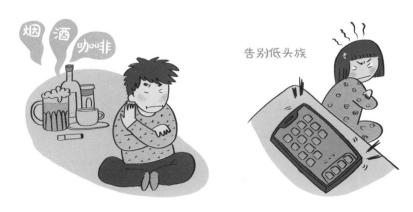

Q5 男性备孕中要不要补充蛋白质？

A： 睾丸生精功能，是由雄激素来支撑的，而雄激素合成需要一定类固醇和蛋白质，需要氨基酸，适当地、合理地进食一些蛋白质还是有好处的，但不要过量，过量适得其反。

2018年9月18日，《亚洲男科学杂志》发表一篇欧洲专家发表的实验性研究：在健身和抗阻力性训练中大量补充蛋白质可能会影响精子质量。近10年来，特别是商业性健身中心中的年轻男性健美斗士越来越多，他们热衷于大量补充蛋白质。

该研究对20名不育男性停止蛋白质补充2～16个月后，复查精液常规发现：精子浓度（中位数）增加了2.6倍，有统计学意义；精子总数增加2.1倍，没有统计学意义。但，其中有5人在随访过程中发现精子浓度略有下降。

到写稿时间为止，在20人中，有14人接受了二代试管婴儿助孕；12人已经生育或妻子正处于妊娠中，有1人用了供精。

所以，建议要生育的男性最好不要盲目地大量补充蛋白质。当然，最终结论还有待更多的研究。

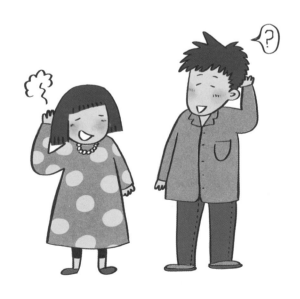

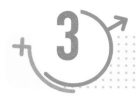

促排卵Q&A

Q1 促排会让女人提前变老吗？

A: 正常情况下，每个月经周期有10个左右卵泡站在起跑线上，当然每个人的年龄和卵巢储备不同，起跑线上的卵泡数差别是很大的，一般1~30个不等。但自然过程中，经过14天左右的赛跑，由于体内自身的促性腺激素量有限，最终，只有一个到达终点——成熟排卵，其余的都在赛跑的过程中消失了，医学上称为"闭锁"。

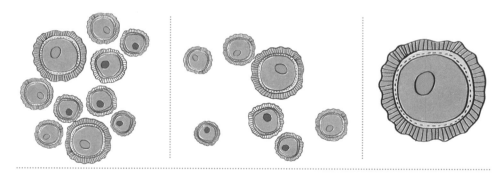

10个左右卵泡 ----------→ 14天 ----------→ 1个卵泡成熟排卵

促排卵就是用多一点促性腺激素，把这些本来该闭锁的卵泡也有能力跑到终点，成熟，再将它们取出来，进行体外受精。使用的促性腺激素对下一周期或更后周期的小卵泡是没有影响的，因为它们还没有这些激素的受体，所以，促排卵纯粹是"变废为宝"。关于促排卵，我在前面的章节也做过很多比喻，只有一个目的，就是让大家能够理解。

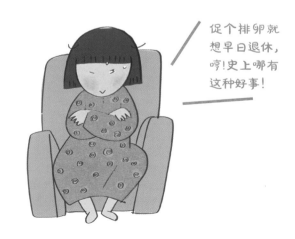

促个排卵就想早日退休，哼! 史上哪有这种好事!

Q2 **白带增多是卵细胞排掉了吗？**

A: 在促排卵过程中，一般用药5天以上就感觉到白带增多，白带呈蛋清样，可拉丝，很多人因此担心，以为是卵细胞排掉了。放一千个心吧，不会排掉！蛋清样白带主要成分是宫颈腺细胞的分泌物，它受雌激素控制，促排的卵泡数长起来的比自然周期多，雌激素产生也多，当然分泌物会早些出现，也会多一些。

Q3 **我的卵细胞怎么没她的多？**

A: 世界上没有一片长得相同的叶子，就更不可能有相同的人。卵巢也一样，那些年轻的、多囊卵巢综合征的女性，她们储备池的窦卵泡（小卵泡）多，用药后大卵泡就多，取出的卵细胞自然多。反之，年龄大的或是卵巢储备功能下降的，储备池的小卵泡少，用药后长大的卵泡当然少，取出的卵细胞相应的就少。

这就好比钓鱼，池子里鱼多，很容易钓，也能多钓，也能少钓；但是，如果池子里鱼少，就很难钓了，也不可能钓到很多。可见，得到多少卵细胞是由自己卵巢里面储备的卵泡决定的。

当然，如果用药后可以得到很多卵细胞，如超过20个，但自己不想要那么多，可以和促排卵的医生说一下，完全可以少一点。因为用促排卵药，生殖科医生称它"控制性卵巢刺激（COS）"，有经验的医生是能够控制的，但也有约3%的人特别敏感，可能会超出预期，谁也控制不住。可是，本身没有几个窦卵泡，硬是要多些卵细胞，医生也做不到。还有快到绝经期或者已经处于绝经期的，卵巢已经没有窦卵泡了，医生也没有办法促排出卵细胞。就像池里无鱼，谁也钓不到一样。

但是，要知道，卵细胞少，只要质量好，一样可以怀孕。从本质上说，一个孩子只需要一个卵细胞和一个精子，只是我们现在的科学技术暂时还在卵细胞阶段，无法预测哪一个能变成孩子。

我们有很多成功案例，取1个或2个卵细胞，一次移植就怀孕，甚至怀双胎。

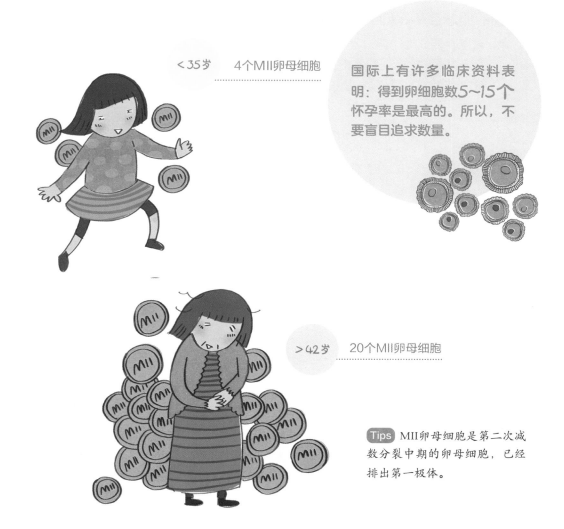

< 35岁　　4个MII卵母细胞

国际上有许多临床资料表明：得到卵细胞数5~15个怀孕率是最高的。所以，不要盲目追求数量。

> 42岁　　20个MII卵母细胞

Tips MII卵母细胞是第二次减数分裂中期的卵母细胞，已经排出第一极体。

有研究表明：在完全不考虑男方问题的情况下，为了得到至少一个整倍体胚胎（是推测生育正常小孩的胚胎要求），女性越是年轻，需要的MII卵母细胞数越少；年龄越大需要获卵越多，才可能得到一个整倍体。而现实却是：年龄越大卵泡池的卵泡就越少。所以，年龄大的女性要想多得到卵细胞，需要经历多次促排卵和取卵，这是概率的问题。对个人来说，从这个角度来权衡，可以做到心中有数。

有一种特殊情况，符合赠卵条件的人，如果取到的卵细胞多，可以无私地作一点贡献，在自己怀孕后，把卵细胞捐赠给需要的人（实在是有太多人在等待赠卵了）。

Q4 我的卵怎么不是圆的？

> **A:** 在试管婴儿促排卵过程中，每次做完B超以后，总会有人问"医生，我的卵怎么不是圆的？"一般我的回答是："鸡蛋是圆的吗？"，"不是"，我又说："那为什么咱们的'蛋'必须是圆的啊？"接着我会拿出图具体解说，直到患者明白为止。

我们从B超下看到的是卵泡，就是一团黑影，医生将其称为"低回声区"，我们测的是它的最大平面的两个垂直经线，两个数加起来除以2，就是医生所说的卵泡大小。卵泡里面是卵泡腔，腔内有卵泡液、颗粒细胞，还有我们最重要的终极目标——卵细胞，它住在卵泡液里面，吸取营养，安静地成长，B超下是看不到的卵细胞的。但是，它的成长我们可以通过卵泡大小和激素水平来间接判断。所以，估计卵细胞要成熟的时候，医生会安排取卵。取卵就是用一根针穿入卵泡腔把卵泡液和里面的东西吸出来，然后在显微镜下，从卵泡液里找卵细胞。

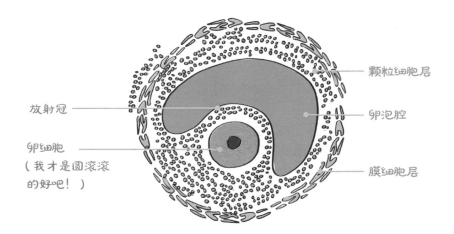

颗粒细胞层

放射冠

卵泡腔

卵细胞
（我才是圆滚滚
的好吧！）

膜细胞层

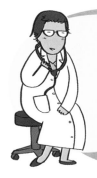

在不促排卵的情况下，一个月只有一个卵泡长大，卵巢内不拥挤，一般可能是圆的，也可能没有那么圆，因为卵巢组织也会影响卵泡的外形。但是，促排卵一般会有好几个卵泡，一个挨着另一个，很难有圆的。重要的是，圆的也好，扁的也好，里面有好的卵细胞就行，在液体里，卵细胞是安全的！

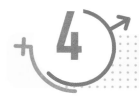

移植前后Q&A

Q1 **胚胎怎么评级？胚胎级别和怀孕有什么关系？**

> **A:** 有些夫妻非常关注移植时胚胎的级别，如果级别高，就会松一口气，这是非常
> 正常的现象，可以理解。其实，胚胎评分只是根据当时（3~6天）胚胎的"外
> 貌"进行打分，符合标准、长得好看的评分就高，否则就低。无论是高评分胚
> 胎，还是低评分胚胎，移植后都有妊娠的机会。只是不同级别的胚胎移植后妊
> 娠概率不一样，随着胚胎评分的降低，妊娠的概率也随之下降，但不代表低评
> 分胚胎移植后就没有妊娠的希望。

　　每个生殖中心都有不少这样的情况：先期移植多次8细胞Ⅰ级胚胎，都没有怀孕，最后剩的4~5细胞，却移植几个怀几个，还需要减胎。

　　所以，对于个人来说，是怀孕与不怀孕的区别。

　　对于胚胎评级，绝大多数胚胎实验室的胚胎评级标准都是这样的：

（1）新鲜胚胎卵裂阶段的胚胎评级

取卵后第3天早晨，在倒置显微镜200×视野下观察D3卵裂期，评级：

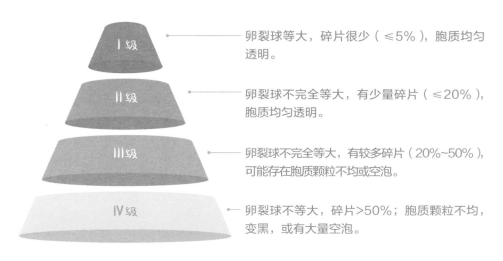

Ⅰ级 —— 卵裂球等大，碎片很少（≤5%），胞质均匀透明。

Ⅱ级 —— 卵裂球不完全等大，有少量碎片（≤20%），胞质均匀透明。

Ⅲ级 —— 卵裂球不完全等大，有较多碎片（20%~50%），可能存在胞质颗粒不均或空泡。

Ⅳ级 —— 卵裂球不等大，碎片>50%；胞质颗粒不均，变黑，或有大量空泡。

第3天的正常受精（2PN）胚胎适合移植，选择形态最佳的1~2枚胚胎进行移植，优先移植正常受精（2PN）的胚胎，在形态类似的情况下，优先移植原核评分较高的胚胎；若同时有IVF和ICSI胚胎，优先移植IVF胚胎；若无2PN胚胎可移植，IVF 1PN和0PN的胚胎也是可以利用的，但最好是培养至囊胚再移植，也需要夫妻签署知情同意书，告知其可能存在的风险。

几个细胞是根据评级时卵裂球的个数，即细胞数来定，如8细胞Ⅰ级胚胎，即有8个细胞并且细胞等大，碎片很少（≤5%），胞质均匀透明。

（2）新鲜胚胎囊胚的评分

取卵后第5、6天早晨，在倒置显微镜200×视野下观察D5或D6囊胚期，分3个指标：囊胚腔的大小，内细胞团以及外胚滋养层。评级如下：

① 囊胚腔的大小
- 1：早期囊胚：囊胚腔小于胚胎体积的1/2。
- 2：囊胚：囊胚腔超过胚胎体积的1/2。
- 3：完全囊胚：囊胚腔几乎占满了整个胚胎。
- 4：扩张囊胚：囊胚体积扩大，囊胚腔扩张，透明带变薄。
- 5：孵化囊胚：部分外胚滋养层细胞开始从透明带孵出。
- 6：孵出囊胚：囊胚完全从透明带中孵出，脱离透明带。

对达到3级的囊胚再进一步进行内细胞团和外胚滋养层评分。

② 内细胞团评分
- A：细胞数多，紧密成团，突起明显。
- B：细胞数较少，疏散或成群。
- C：细胞数很少，难以辨别明显的内细胞团结构。

③ 外胚滋养层评分
- A：细胞数多，形成一层连续的上皮样结构。
- B：细胞数较少，上皮样结构不连续，较疏松。
- C：细胞数很少。

通常评分≥3 BB的囊胚才进行冷冻，若患者形成的囊胚数量较少，则3BC或3CB的囊胚也可以用于冷冻。

胚胎师会选择形态最佳的1枚囊胚（D5≥3BB；D6≥4BB）进行移植，如果内细胞团评分均在B以上，则优先选择滋养层评分更高的囊胚进行移植。

（3）冷冻胚胎（卵裂阶段胚胎）

在倒置显微镜200×视野下观察复苏后的胚胎，对完整的卵裂球数目，胚胎碎片情况进行评级，达到以下标准的胚胎为解冻后复苏胚胎：完整而且有折光性的卵裂球比例≥50%。达到此标准的解冻胚胎适合移植；选择形态最佳的1~2枚胚胎进行移植，在形态类似的情况下，优先移植2PN胚胎。

（4）冷冻囊胚

解冻后1~2小时进行观察，囊胚腔重新扩张的囊胚适合移植。选择形态最佳的1枚囊胚进行移植，若内细胞团评分均在B以上，则优先选择滋养层评分更高的囊胚进行移植。

Q2 移植前后能不能同房？

A: 新鲜周期移植前，也就是促排卵期间不要同房，尤其是促排卵晚期，因为卵巢增大，剧烈运动和突然改变体位，有引起卵巢扭转的风险。

冻胚移植准备过程中是可以同房的，澳大利亚有研究表明，冻胚移植前一晚同房有利于提高怀孕率。

但是，无论鲜胚还是冻胚，移植当天和移植后都是不可以同房的，怀孕的前三个月和后三个月也尽量不要同房。

Q3 做试管婴儿可以最多放几枚胚胎？

A: 通常，做试管婴儿移植时放入的胚胎数目会根据胚胎的质量和女性的身体情况而定，可以放入1~2枚胚胎。但必须强调：为了优生优育和减少母婴风险，现在的流行趋势是单胚胎移植。子宫最适宜1个宝宝生长，这样空间、营养、血液都相对充足，随着宝宝数量的增多，资源被瓜分，导致宝宝体重低、早产、流产等概率增加。

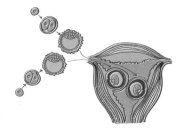

单胎妊娠有利于减少孕、产期并发症，提高母婴安全。所以说，单胎最好，双胎也行，三胎以上就会有很大的风险。总之，还是安全、健康第一，不要盲目地追求移植胚胎的数目。

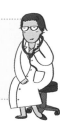

Q4　**吃柚子真的可以长内膜吗？**

A: 美国研究人员发现"吃柚子可以提高体内雌激素"，雌激素和内膜生长有一定关系，但这个提高有一定的限度，不能达到长内膜的剂量。决定内膜生长的因素还有炎症、损伤、内分泌、心理因素及其他未知因素，绝对不是吃柚子就可以长内膜那么简单。吃一点是可以的，只是没有必要过分地去吃。

另一种说法是"吃苹果减内膜"，这种说法更夸张。适当地吃不会有影响，但大量吃苹果，以至别的东西吃不下去了，可能会影响长内膜。所有促排卵、促进内膜生长的相关药物成分都是经过一系列化学反应、生物合成等高精尖技术精密制备出来的，没有一个是从柚子、苹果等食物里面提取的。

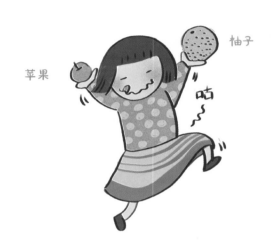

苹果　柚子

所以，正常饮食即可，荤素搭配，适当补充水果蔬菜和必要的蛋白质，不要盲目地跟从网上一些没有依据的或者片面的说法。

Q5　**做试管婴儿过程中胚胎移植后究竟要躺多久？**

A: 胚胎移植是试管助孕过程中的最终环节，本来做试管婴儿就是一件让大家——上至公婆、爹妈，下至弟妹、好友牵肠挂肚的事情，所以移植以后，未来妈妈们被端茶送水的有，不敢弯腰只站着或躺着的有，踮着脚尖走猫步的也有……我很理解这些，因为有些医生也和大家一样，并没有搞清楚移植后需要躺多久，所以，即使大家去问医生，也会得到不同的答案。

还记得我在第6章讲过关于"试管婴儿之父"罗伯特·G. 爱德华兹（Robert G. Edwards）在40年前遇到的那位好动的姑娘吗？她移植完便从手术床上"叭"的一声摔到地上，然后直接爬起来去参加Party了。令当时的医生万万没想到的是：她怀孕了，而且怀得很好！这个案例告诉医生：躺着和成功妊娠其实没有关系。

后来，还有很多医生做了许多临床观察：发现躺着与不躺着、躺一会儿和躺很久、平躺还是侧躺，对妊娠结果全然没有影响。

再后来，我们建议移植后休息30分钟到2小时，之后就可以正常活动了。但这纯粹是无奈之举，只是为了照顾移植后姑娘们比较脆弱的情绪。

人类的子宫，它前有膀胱，后有直肠，都是柔软至极的器官，况且，胚胎宝宝还在子宫的正中心呢！所以，日常活动绝对伤不到胚胎宝宝的。

Q6 移植后验孕时HCG多少是安全的？

A: 通常，在移植后第10~16天验孕，大概有一半以上的人是提示已妊娠的，有时候比例还会高一些，但总是有人问："HCG多少才安全？"后来，我仔细问过提这个问题的人，究竟想了解什么？

问题加起来大概包括：

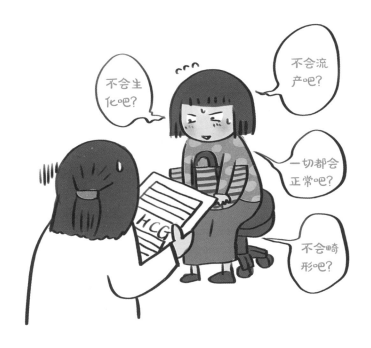

既然含义这么多，答案也就有些复杂，这就好比一个孩子才上幼儿园，你就要我判断这孩子以后能上大学？能和首富一样有钱吗？能当宇航员吗？

问得太遥远啦！

不过，基础的科普还是有必要的：

移植后HCG高低与抽血时距离移植日的时间长短有关，与移植胚胎的分期有关，移植后第10~16天是验孕时间，但第10天的HCG和第16天的HCG是不一样的。同样是移植后10天，囊胚和卵裂期胚胎的HCG是不一样的。

还要看移植后是否肌肉注射了HCG，如果注射了HCG，也会在7天之内对检查结果有影响，有经验的医生会根据最后一针的时间和剂量来计算影响有多大。

一般第12天的HCG在100U/L以上比较好，第16天要300U/L以上比较好。但凡事都有例外，我见过有人移植后第12天抽血HCG才8U/L，也生出了健康的孩子。不久前有一个人在移植后第12天HCG是30U/L多一点，现在也在妊娠中，一切正常。同时，也有验孕第10天HCG达300U/L多的还是生化妊娠了，900U/L多的胚停育了，1000U/L多的异位妊娠了。当然，这些不幸事件的比例是非常低的，占1%~5%不等，这和自然妊娠一样，不可避免。

只要按医嘱复查，即使有什么情况一般也会及时发现。所以，看到这里，真是没有必要让想象中的危险把自己搞得诚惶诚恐。

Q7　生化妊娠是怎么回事？要查原因吗？

A: 自然怀孕、人工授精或试管婴儿助孕都会遇到生化妊娠。即使没有怀孕困难的女性，一生也可能会遇上几次。

自然妊娠时，生化妊娠有时候能发觉，是因为提早做了化验；有时候没有发觉，因为月经来了，生化妊娠就走了，什么也没有留下。

Tips 人工授精或试管婴儿助孕是一定能发觉是否生化妊娠的，因为治疗后，医生会要求及时抽血化验。

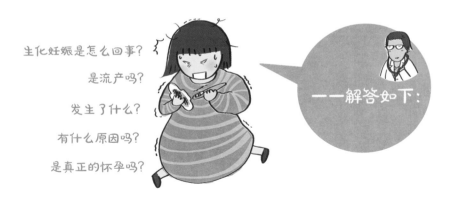

"生化妊娠"是指胚胎已经着床，胚胎滋养细胞分泌的HCG已进入母体血液，并达到可在尿或血中检测出的水平；但是之后由于某种原因，胚胎没能持续健康生长就枯萎了，血中的HCG也随之下降。正因为怀孕仅进行到只能通过生物化学方法可以检测的阶段，还没有发展到能用B超检查出孕囊的阶段，所以称"生化妊娠"；如果妊娠持续至B超检查能在宫腔内发现孕囊的阶段，就称"临床妊娠"。临床妊娠后，孕28周前（有的国家说是20周前）发生的妊娠丢失，医生称之为"流产"。生化妊娠和流产均属于胚胎或妊娠丢失，但是目前根据严谨的行业诊断标准，还不能把生化妊娠定义为一次流产史。但反复生化妊娠一定是有临床意义的，也就是一定有某种病因存在。所以，有必要看看发生生化妊娠的原因。

生化妊娠的原因

原因	具体说明	Tips
胚胎本身有缺陷	由于遗传因素导致染色体数目或结构异常，导致胚胎发育不良	一般认为胚胎染色体异常可能是导致生化妊娠的主要原因，在怀孕前三个月的偶发早期流产中，超过50%的流产原因也是染色体异常
卵巢中黄体功能不全	黄体不好，导致黄体酮分泌不足，子宫内膜异常，影响胚胎在子宫内的着床	进行试管婴儿助孕的女性，这个顾虑几乎没有，因为医生会给予足够的药物进行黄体支持
子宫因素	子宫发育不良、子宫内膜很薄、子宫内膜息肉、子宫内膜结核、宫腔粘连、子宫黏膜下肌瘤等都会影响胚胎的着床	—
外界因素影响	吸烟（包括吸二手烟）、饮酒、接触化学性毒物、严重的噪声和震动、情绪异常波动（愤怒、过喜、过悲或过度惊吓）、高温环境等，可导致胎盘和胚胎损伤，造成生化妊娠或流产	—

续表

原因	具体说明	Tips
疾病或病毒	怀孕前后体内感染细菌或病毒，细菌或病毒会对卵细胞、受精卵、胚胎造成影响，影响其发育，也会造成生化妊娠或流产	—
营养缺乏	可能是一次不知场所的胚胎着床，因为太早，无法确定是不是在输卵管或子宫腔正常位置以外的其他部位，可能因为营养供应不良而生化了	—
母体代谢异常或免疫异常	如多囊卵巢综合征的糖脂代谢异常没有得到纠正	同种免疫和自身免疫异常，都可能是生化妊娠的原因

　　通常，我们可以认为生化妊娠是一次自然选择，偶发的生化妊娠多为胚胎本身质量不好，或者由偶然因素导致胚胎染色体变异，被淘汰了。达尔文的进化论告诉我们，适者生存，不适者淘汰，这就是自然的选择，生物也正是通过遗传、变异和自然选择而不断地进化的。人类胚胎也遵循着这个规律，大约有70%的胚胎会被自然淘汰，其中有些胚胎甚至都还没有发育到能着床的阶段就被淘汰了，也就是说，这些胚胎连生化妊娠的机会都没有。自然妊娠中，妊娠后以生化妊娠终止的妊娠丢失率约30%，这个数据不包括临床妊娠的流产。试管婴儿助孕中，妊娠后以生化妊娠终止的妊娠丢失率约5%，这个数据也不包括临床妊娠的流产。所以说，偶尔的生化妊娠在某种意义上是一种自然选择。擦肩而过的他/她，物竞天择，这也许就是答案，不必有什么遗憾！

但是，如果反复生化妊娠，也就是说，连续发生3次或者3次以上者，最好要从以上7点病因中查找原因，以免身心备受煎熬。

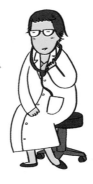

Q8 薄型子宫内膜有哪些方法可以提高怀孕率?

A: 我们先来了解一下子宫内膜薄的原因,它可能是宫腔操作后引起的子宫内膜损伤,也可能是因为宫腔感染性疾病引起的内膜粘连损伤,还有少数患者是不明原因的内膜薄。

子宫内膜薄是引起不孕、反复流产、反复胚胎移植失败等生育问题的重要因素,因此,对薄型子宫内膜的治疗是生殖领域的重点和难点,治疗策略归结如下:

(1) 手术

子宫内膜薄的首要病因是宫腔操作导致的子宫内膜基底层损伤及宫腔粘连。所以,对于该类患者应首先进行宫腔镜检查,尤其是超声检查提示子宫内膜回声不连续的患者,基本都会有不同程度的宫腔粘连现象。宫腔镜下进行子宫内膜的搔刮或轻创,我们称"宫腔整理"。此种手术适用于反复胚胎移植失败,但B超提示子宫内膜未见明显异常的患者,可通过宫腔镜检查来排除宫腔内异常及存在炎性疾病的可能,并通过对子宫内膜的搔刮或轻创来提高子宫内膜的容受性,提高受孕率;也可以通过宫腔镜来分解粘连,对于不是很严重的宫腔粘连,一次手术基本可以解决问题,情况比较严重的患者则需要多次手术。

(2) 药物

促进内膜增殖的药物包括雌激素、改善内膜血供的药物和生长激素等,临床常用的雌激素均是天然雌激素。

临床常用的雌激素	改善子宫内膜血供的常用药物
✓ 补佳乐:口服用药	✓ 阿司匹林
✓ 芬吗通:可口服,也可阴道用药	✓ 低分子肝素
✓ 爱斯妥:经皮用药的凝胶	✓ 他达拉非

(3) 宫腔内灌注

宫腔内灌注是一种比较新的针对薄型子宫内膜的治疗方法,主要用于因子宫内膜薄而引起的反复胚胎移植失败的患者,可显著提高胚胎的植入率。应用粒细胞集落刺激因子(G-CSF)、粒细胞-巨噬细胞集落刺激因子(GM-CSF)、富血小板血浆和干细胞类等灌注,其作用机制与宫腔局部的免疫调节及促进子宫内膜基底细胞的增殖相关。对薄型子宫内膜进行宫腔内灌注,我开展该类治疗已经十多年了,帮助了很多历尽艰辛的患者成功怀孕和生育,并多次在学术会议上向同行介绍经验。

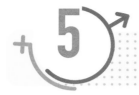

怀孕后Q&A

Q1 做试管婴儿一定要剖宫产吗？

A: 很多准爸妈将试管婴儿宝宝视为"珍贵儿"，认为应当剖宫产。但实际上，试管婴儿宝宝与自然怀孕的宝宝没有什么区别，在生产方式上亦是如此。试管婴儿技术是治疗怀孕困难的手段，移植后需要黄体支持，怀孕4~12周以后，一般就停止黄体支持的所有药物了，此后的妊娠过程与自然妊娠是一样的，按时产检就行。是否剖宫产也是由产科情况来决定的，与是否为试管婴儿宝宝无关。

剖宫产的指征往往是胎儿过大、胎位不正、孕妇患有妊娠期并发症或患有某些疾病不适合顺产的，没有任何证据表明试管婴儿宝宝一定要行剖宫产。

所以，建议做试管婴儿怀孕后的妈妈前往产科进行产检及产前评估，医生一定会建议你选择最适合的生产方式。

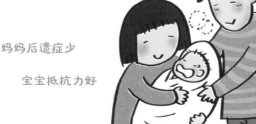

妈妈后遗症少

宝宝抵抗力好

顺产

Q2 活产率与什么有关？

A: 美国《生育与不育》杂志于2017年3月刊登了一篇很有意义的文献，瑞典科学家对1999—2014年接受单胚胎移植的8400个移植周期进行了分析，寻找活产率（LBR）与女性年龄、夫妻怀孕困难病因、治疗史、卵巢敏感指数（卵细胞数除以FSH总用量）、内膜厚度、胚胎评分等的相关性。

（1）女性年龄与活产率的关系

一次移植的活产率（女性年龄）

年龄段	活产率
≤28岁	37.8%
29~35岁	33.4%
36岁	27.6%
37~38岁	19.5%
39~40岁	16.1%
41岁	10.9%
42~43岁	5.6%

（2）夫妻不孕病因与活产率的关系

一次移植的活产率（病因）

病因	活产率
排卵障碍	33.0%
子宫内膜异位症	30.4%
男性因素： ● 少、弱精子症 ● 梗阻性无精子症	29.9%
不明原因	28.2%
输卵管因素	22.2%
其他原因	27.2%

（3）治疗史与活产率的关系

一次移植的活产率（治疗史）

治疗史	活产率	
● 尚无孩子且未治疗过 ● 1~6次治疗且有一个以上孩子	30.1%	
● 尚无孩子且1~6次治疗 ● 不少于7次治疗且有一个以上孩子	23.7%	
尚无孩子且不少于7次治疗	8.8%	

（4）卵巢敏感指数与活产率的关系

指数越大活产率越高，依次为17.6%、28.9%、33.6%，这表示卵巢越敏感、用药越少的活产率越高。

一次移植的活产率（卵巢敏感指数）

卵巢敏感指数	活产率	
≤0.86	17.6%	
0.87~1.85	28.9%	
≥1.86	33.6%	

（5）内膜厚度与活产率的关系

一次移植的活产率（内膜厚度）

内膜厚度	活产率	
＜7毫米	15.2%	
7~10毫米	26.7%	
＞10毫米	29.2%	

（6）胚胎评级与活产率的关系

当然是评级越高活产概率越高，评分低的胚胎也有机会活产，可见能够用于移植的胚胎就有机会活产。

一次移植的活产率（胚胎评级）

胚胎评级	活产率
评级低	6.9%
评级中等	18.7%
评级好	27.1%
评级最好	31.9%

这是7年以前的活产率，近7年试管婴儿技术水平有了极大的进步，活产率比这个要高一些，但这个相关性的原因非常有参考意义。

Q3 **高科技助孕也要讲究生育间隔吗？**

A: 基于减少不良母婴风险的考虑，国际组织推荐自然妊娠人群生育间隔为18~24个月，但这个间隔是否适用于进行试管婴儿助孕的患者呢？

有这样一项研究，统计2003—2014年美国超过91%的试管周期，包括鲜胚和冻胚移植的情况，并对此做了详尽的分析，在通过助孕生育过的61686个再次接受取卵或冻胚移植的治疗周期中，临床妊娠率42.88%（26452/61686），活产率35.32%（21788/61686）。生育间隔与活产率关系如下：

生育间隔与活产率

生育间隔	活产率
间隔＜6个月	30.9%
6个月≤间隔＜12个月	35.9%
12个月≤间隔＜18个月	36.9%
18个月≤间隔＜24个月	35.7%
间隔≥24个月	33.7%

所以，建议试管助孕的生育间隔不要小于6个月，也不要大于24个月，最好为6~24个月，能获得相对高的活产率。

营养健康

vs

怀孕

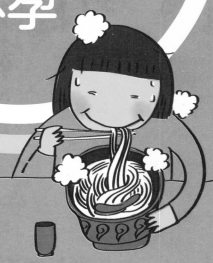

○ 物竞天择的自然法则反复告诉我们：只有当自己的身体处于健康状态，才能孕育后代。这一部分内容对优生优育尤为重要，无论自然妊娠还是高科技助孕，都离不开营养健康。

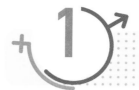

怀孕困难的真相

怀孕困难的真相是什么？

　　怀孕困难就是医生说的不孕、不育，已经被医生定义得毫无争议：夫妻在没有防护的情况下正常性生活一年没有妊娠：对女性来说叫作不孕，对男性来说叫作不育。

　　但是，这个定义只告诉我们结果——生育出现了问题。那真相呢？有人说是输卵管阻塞了、不排卵了、宫腔粘连了、精子数量减少了、精子质量下降了、患免疫性疾病了……就是真相吗？都不是，这些也是结果。

　　那真相呢？真相是我们的生活方式出现了问题！

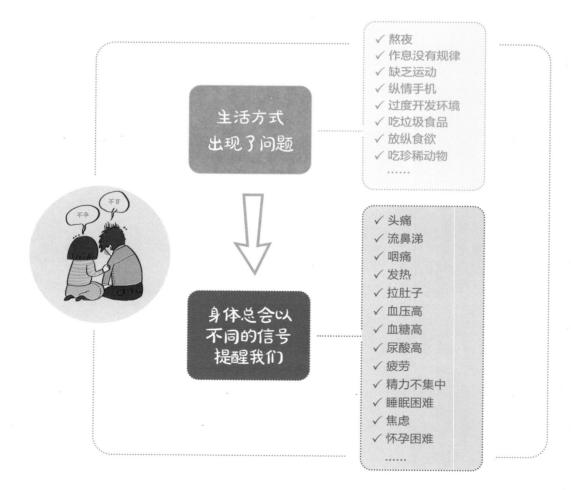

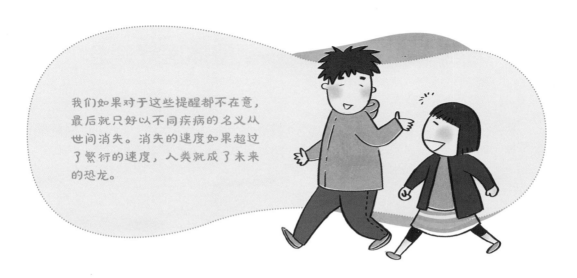

我们如果对于这些提醒都不在意，最后就只好以不同疾病的名义从世间消失。消失的速度如果超过了繁衍的速度，人类就成了未来的恐龙。

所以，一旦接收到提醒信号：

（1）我们应该思考一下生活习惯，建立健康的生活方式，让身体恢复到和谐平衡的状态。

个体体质不一样，需要的调整方法肯定不同。

例如，多囊卵巢综合征的女性属于易胖体质，他们自己觉得很冤枉：明明吃得比身边的人少。所以，多囊卵巢综合征的女性需要更自律——少吃多动；这也要掌握一个平衡，过度少吃和过度运动，还会导致严重的内分泌异常，非但一种平衡没有解决，还可能引发另一种不平衡，得不偿失。并且，仅仅少吃多动是不够的，因为这种喝水都会胖的体质决定了还需要恰当的营养来补充和平衡先天不足。

例如，大龄夫妻，或者卵巢功能不好的女性，从事对生精功能有影响的高危职业、久坐久站的男性，服用一定的营养成分，尤其是经过严格监管出品的、经科学配伍的营养成分组合，可以从很多方面来提高机体的功能，达到一个有益的平衡。

（2）自己搞不定的情况下，还是要看医生寻求专业的帮助。

医生开药只能暂时缓解病痛，给我们争取改变生活方式的时间。可见，让身体回归和谐平衡的状态，只有靠自己！

怀孕困难这个结果，就是在提醒：我们的生活方式已经不利于孕育后代了，如果自己都不能健康生活，身体哪里还有资本生育后代呢？

所以，改变生活方式！改变生活方式！改变生活方式！重要的事情说三遍，从今天开始。

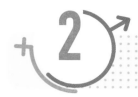

怀孕困难 vs 整体医疗理念

我的"整体医疗理念",与大家知道的整体医疗不同,是指在怀孕困难的诊疗过程中主要从"五个整体"出发的治疗理念。

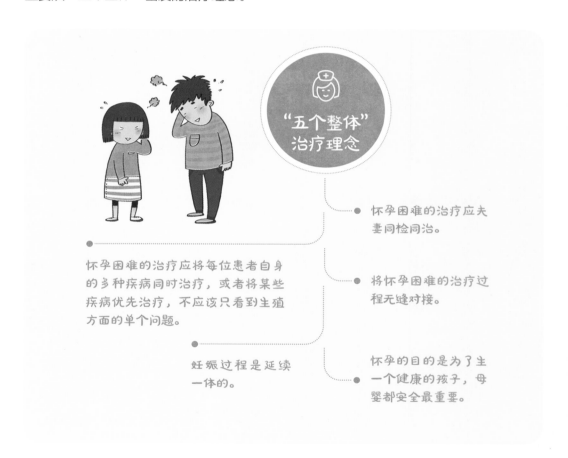

整体❶　怀孕困难的治疗应夫妻同检同治

以往针对怀孕困难的治疗,很注重女方因素,而忽略了男方因素。但是,发育生物学、组织胚胎学、细胞生物学、分子生物学和人类辅助生殖技术告诉我们:胚胎来源于精子和卵细胞的结合,如果精子质量太差,携带的受损DNA太多,受精以后卵细胞将无法

修复精子带来的各种DNA损伤，这种
情况一定会导致胚胎质量差、胚胎发育
潜能不好，可表现为移植胚胎不着床、
早期流产、胎儿畸形等。所以，我们在
治疗怀孕困难时，应综合夫妻双方因
素，注重双方同检同治。

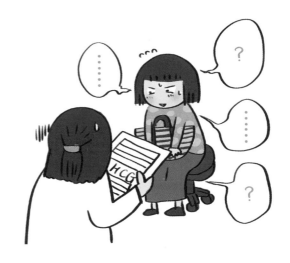

**整体❷ 怀孕困难的治疗应将每
位患者自身的多种疾病同时治疗，
或者将某些疾病优先治疗，不应该
只看到生殖方面的单个问题**

现代医学证实，不孕症不是单一疾
病，而是多种疾病的共同临床表现。在
治疗时不仅要探寻专科疾病，还要考虑全身各系统疾病继发的怀孕困难的可能性。如患者
合并潜伏的免疫性疾病，在妊娠期会激发这种免疫性疾病的发生，若不能及时识别就进行
助孕则无法达到妊娠的目的，或者在妊娠之后因为免疫异常而导致流产、畸形、死胎。所
以，充分了解患者病史及身体状况，恰当地进行有针对性的检查，都是非常关键的。

整体❸ 将怀孕困难的治疗过程无缝对接

从临床医生、护理到胚胎实验室，治疗过程中的每一个环节都不可轻视，哪个环节都
要衔接流畅。每个部门和人员都要以患者获得最大获益为目标，既要降低金钱和时间成
本，也要在不同的治疗方案上权衡利弊。临床上，许多患者背负着较大的心理压力，这种
压力往往来自于自身、亲人、社会等多方面。因此，让患者及时、充分地了解每一步治疗
措施，帮助患者从医疗角度减轻压力，患者才能更好地配合治疗，从而改善结果。

整体❹ 妊娠过程是延续一体的

不孕不育的治疗不是以妊娠为终止的，针对特殊患者，需实行从助孕到产后的持续用
药指导。如患有抗磷脂综合征的患者，在整个妊娠过程中都需在医生指导下跟踪用药，以
保障顺利生育和产后的安全。

整体❺ 怀孕的目的是为了生一个健康的孩子，母婴都安全最重要

怀孕困难的治疗目的，不仅仅是让患者怀上并分娩出一个健康的宝宝，所以保证母婴
安全与健康也至关重要。在诊疗过程中，应始终结合考虑母婴双方的因素，使治疗真正做
到"安全、舒适、有效"。

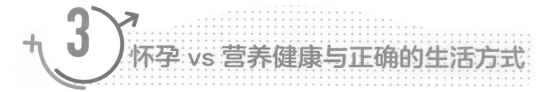

营养健康

健康饮食有助于增加怀孕的机会，并且研究表明：受孕前饮食健康的妇女生下先天缺陷婴儿的可能性要小很多。妊娠期间应食用各种水果和蔬菜、优质蛋白质（如瘦肉、鱼、蛋、豆类）、全谷粗粮、补钙食品（选择低脂乳制品）；使用健康脂肪，如橄榄油；尽量避免食用高汞的深海鱼，如鲭鱼、鲨鱼、箭鱼和金枪鱼；避免含有添加剂、人造色素、香料、防腐剂以及高脂的饮食。并且，适当地补充必要的营养素是非常必要的，关系到母婴健康和宝宝的智力。例如，补充叶酸，叶酸又称维生素B_9，水溶性，在人体内不能合成，只能靠体外摄入补充——吃进去或者打针。

叶酸缺乏是人体最容易发生的营养素缺乏情况之一：

叶酸缺乏可由四种情况引起

✓ 摄入不足
✓ 吸收不良（如酗酒）
✓ 对叶酸的需求增加（如怀孕）
✓ 药物（如抗叶酸药物）

（1）备孕补充叶酸到底有多重要？

那就让我们看看孕前和孕期叶酸缺乏的危害：

孕前和孕期叶酸缺乏的危害

危害	具体说明
后代神经管畸形（NTDs）	包括脊柱裂、无脑畸形及相关缺陷
影响儿童的大脑发育	后代的神经发育和认知功能相关，这可能是因为叶酸介导了与大脑发育和功能相关的表观遗传改变
母亲贫血	这种情况的特点是红细胞未成熟，体积增大，由于DNA合成障碍所引起，反映为DNA合成受损
妊娠并发症	先兆子痫、胎盘早剥、反复流产、低出生体重和宫内生长迟缓，这是由于同型半胱氨酸升高导致的妊娠并发症，叶酸缺乏则可使血浆中同型半胱氨酸升高

（2）再看看叶酸的来源有几种？

平时所说的叶酸可能是指天然叶酸、合成叶酸，也可能指活性叶酸，现在的结论是：天然叶酸50%能利用，合成叶酸85%能利用，活性叶酸可直接被利用。

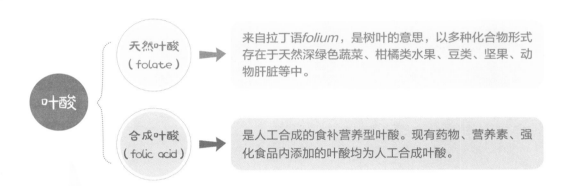

天然叶酸（folate）→ 来自拉丁语*folium*，是树叶的意思，以多种化合物形式存在于天然深绿色蔬菜、柑橘类水果、豆类、坚果、动物肝脏等中。

合成叶酸（folic acid）→ 是人工合成的食补营养型叶酸。现有药物、营养素、强化食品内添加的叶酸均为人工合成叶酸。

叶酸

天然叶酸很不稳定，在食物加工过程中会损失很多。无论天然叶酸还是合成叶酸都需要通过特定酶，如通过脱氢叶酸还原酶（DHFR）、亚甲基四氢叶酸还原酶（MTHFR）的催化，经许多化学反应进行活化，才能变成可以被人体利用的活性叶酸。

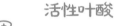

活性叶酸

（5-methyl tetrahydrofolate）

....

是叶酸的活性形式，通常被称为L-5-甲基四氢叶酸或L-甲基叶酸盐。进口的营养素中有很多是活性叶酸。

（3）怎么补充叶酸？

美国于1998年开始实行强制性叶酸强化，到目前为止，全世界已有80多个国家（包括美国、加拿大和澳大利亚）通过了强制性食物（面粉等）添加叶酸以防止叶酸缺乏所致的营养不良的条例，即使强制在食物中添加叶酸，医生对备孕妇女依然有增补叶酸的建议。

我国卫生部于2009年6月启动了"增补叶酸预防神经管缺陷"重大公共卫生项目，先后为农村和城镇有生育计划的妇女免费提供叶酸补充剂。2017年，我国在参考其他国家和世界卫生组织的指南或建议，并结合了NTDs中国分布特点、居民膳食叶酸摄入情况及血液叶酸水平等因素后，制定了《围受孕期增补叶酸预防神经管缺陷指南》，简化内容如下：

《围受孕期增补叶酸预防神经管缺陷指南》(简述版)

问题	建议
无高危因素的妇女	从可能怀孕或孕前至少3个月开始，每日增补0.4毫克或0.8毫克叶酸，直至妊娠满3个月
有神经管缺陷生育史的妇女	从可能怀孕或孕前至少1个月开始，每日增补4毫克或5毫克叶酸，直至妊娠满3个月
● 夫妻一方患神经管缺陷的妇女 ● 男方既住有神经管缺陷生育史的妇女	建议从可能怀孕或孕前至少 1个月开始，每日增补4毫克或5毫克叶酸，直至妊娠满3个月
● 患先天性脑积水、先天性心脏病、唇腭裂、肢体缺陷、泌尿系统缺陷的妇女 ● 有上述缺陷家族史的妇女 ● 一、二级直系亲属中有神经管缺陷生育史的妇女	从可能怀孕或孕前至少3个月开始，每日增补0.8~1.0毫克叶酸，直至妊娠满3个月
患糖尿病、肥胖或癫痫的妇女	从可能怀孕或孕前至少3个月开始，每日增补0.8~1.0毫克叶酸，直至妊娠满3个月
正在服用增加胎儿神经管缺陷风险药物的妇女 如：卡马西平 　　丙戊酸 　　苯妥英钠 　　扑米酮 　　苯巴比妥 　　二甲双胍 　　甲氨蝶呤 　　柳氮磺吡啶	从可能怀孕或孕前至少3个月开始，每日增补0.8~1.0毫克叶酸，直至妊娠满3个月
患胃肠道吸收不良性疾病的妇女	从可能怀孕或孕前至少3个月开始，每日增补0.8~1.0毫克叶酸，直至妊娠满3个月
特殊的个性化增补叶酸：妇女如有以下情况： ● 居住在北方，尤其北方农村 ● 饮食中新鲜蔬菜和水果食用量小 ● 血液叶酸水平低 ● *MTHFR* 677位点TT基因型 ● 备孕时间短	可酌情增加补充剂量或延长孕前增补时间
患高同型半胱氨酸血症的妇女	每日增补至少5毫克叶酸，直至血液同型半胱氨酸水平降至正常后再考虑受孕，且持续每日增补5毫克叶酸，直至妊娠满3个月

Tips 在建议增补叶酸的同时，应告知妇女多食用富含叶酸的食物，如绿叶蔬菜和新鲜水果；同时，养成健康的生活方式，保持合理体重，采取综合措施，降低胎儿神经管缺陷的风险。

（4）补充叶酸的安全性

①研究证明，孕前及孕早期，每日服用5毫克叶酸对具有高危因素的妇女是安全的。

②掩盖维生素B$_{12}$缺乏，使这些患者不能得到及时发现和治疗。但由于维生素B$_{12}$缺乏多见于老年人和严格素食人群，所以，短期对育龄妇女增补叶酸，造成的掩盖可能性很小。

③增加结肠癌风险。对于无癌症病灶的人来说，增补叶酸具有预防癌症的作用；而对于已癌症患者来说，增补叶酸则可能促进癌的进展。

（5）补充叶酸的简便方法

从孕前和孕期缺乏叶酸的危害中可以看出，科学地、个性化地补充叶酸远不止预防NTDs一层意义，还可以显著减少妊娠并发症，并关乎后代的认知能力。

所以《围受孕期增补叶酸预防神经管缺陷指南》中科学地指出，对预防神经管缺陷而言，增补叶酸至妊娠满3个月已经足够。但由于叶酸对孕妇或胎儿有其他益处，中国和国外的某些学术团体建议，无高危因素的妇女可每日增补0.4毫克叶酸至妊娠结束，甚至持续整个哺乳期；对具有高危因素的妇女，可每日增补0.8~1.0毫克叶酸，直至妊娠结束。医生可根据妇女的具体情况给出妊娠3个月之后的叶酸增补建议。

但是，《围受孕期增补叶酸预防神经管缺陷指南》中是指合成叶酸的补充，如果是活性叶酸，补充方法可以简化一些：

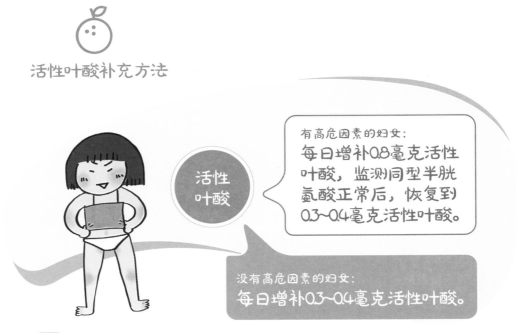

活性叶酸补充方法

活性叶酸

有高危因素的妇女：
每日增补0.8毫克活性叶酸，监测同型半胱氨酸正常后，恢复到0.3~0.4毫克活性叶酸。

没有高危因素的妇女：
每日增补0.3~0.4毫克活性叶酸。

Tips 适量平衡补充营养素很重要。

正确的生活方式

（1）戒烟、戒酒、戒咖啡因、管理体重
请回看第1章"健康状况对怀孕的影响"相关内容。

（2）不要熬夜
2017年诺贝尔生理学或医学奖获奖者是杰弗里·C. 霍尔（Jeffrey C. Hall）、迈克尔·罗斯巴什（Michael Rosbash）和迈克尔·W. 杨（Michael W. Young）。他们获奖的研究是：为什么越来越多的人发现自己开始变丑变胖变笨了？原因很简单——熬夜！

这三位科学家深入地研究了生物钟并且阐释了它内在的原理。阐释了植物、动物以及人类是如何调节自己的生物节律，使其与地球的旋转保持同步、同时，还列出了当生物节律与地球的旋转不同步时，所能造成的影响。

可能有人会觉得，熬夜多大点儿事，自己身体好着呢，只要熬夜之后多休息，再补回来就行了呗，怎么可能还变丑变笨呢？如果我们这样想，那可就太天真了……

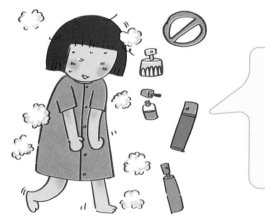

> 随着研究的深入，三位科学家发现，昼夜节律的紊乱，与内分泌代谢疾病（如肥胖、糖尿病、高血压、高血脂）、严重的脑部疾病（如阿尔茨海默病），乃至肿瘤的发生、发展都有关系。

简而言之，2017年如此重磅，受全世界关注的诺贝尔生理学或医学奖，其实就在告诉所有人一件很简单的事：在正确的时间做正确的事，按时吃饭，到点睡觉，别熬夜了！

最后，知道诺贝尔奖的奖金有多少吗？900万瑞典克朗，相当于740万元人民币！所以，以下是一组价值740万元的建议：该睡觉的时候就去睡觉。充分利用上午的时间学习和工作，因为此时效率最高，而下午和傍晚健身效果更好。

所以，不要熬夜了！再加一句，卵巢老得快也是可以怪熬夜！

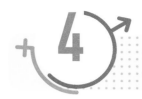

最难的吃货：
多囊卵巢综合征的饮食建议

多囊卵巢综合征被认识已经2500多年了，西医鼻祖希波克拉底（Hippocrates）就描述过这样一群女性："那些月经少于3天或者月经量少的女性，她们身体健壮，外表阳刚。"这是最早对PCOS的描述。关于它的诊断和怀孕方式在前面已经详细介绍过了，在这一节中，看看如何从饮食上来辅助调节，这不但与解决怀孕困难有关，还关系到自身未来的健康和后代的健康。

每种食物都富含多种营养素，PCOS健康饮食的关键是营养平衡。了解为什么我们应该多吃某些食物而少吃其他食物，可以让我们更有动力去坚持正确饮食。接下来我们将介绍为什么要吃对PCOS有益的食物，以及如何通过健康的饮食原则来做到这一点。健康饮食不仅可以让血糖和激素维持在合理范围内，而且还可以改善能量代谢水平来减轻体重和缓解PCOS症状。

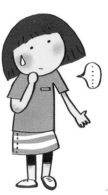

Tips 没有为啥！多囊的人，这一辈子都要比别人更自律！

日常营养素分类

我们可能已经习惯从热量、碳水化合物、蛋白质、脂肪、维生素和矿物质这几个方面来思考食物构成了，现在让我们更详细地去了解各个成分的作用。

（1）热量
热量（常用卡路里表示），卡路里是一种能量单位，我们身体可以将吃下的食物转化成这种能量物质。

（2）碳水化合物
为机体24小时的活动提供能量。除脂肪外，碳水化合物是我们饮食中最容易被误解的部分，碳水化合物被认为与增胖和增重存在必然联系，且常常被一些减肥人士强行从食谱剔除，这是不正确的。正确地食用碳水化合物对身体是大有裨益的。并不是笼统地少吃或多吃碳水化合物，而是要吃正确种类的碳水化合物。即，种类尽可能多且升糖指数低。关

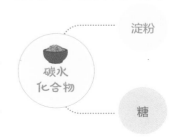

碳水化合物分为两类

淀粉

碳水
化合物

糖

键是要在一段时间内获得足够且稳定的血糖，而不是像过山车一般骤高骤低的血糖。杂粮需要更多的时间去转化为血糖，可以给你提供持续的能量。

淀粉可以为身体释放稳定的能量，缓解饥饿感的能力与持续时间远远超过了糖果、蛋糕、饼干等中的简单糖。

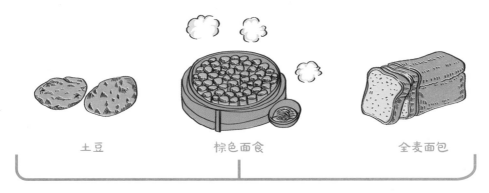

典型的复杂碳水化合物来源

土豆　　　　　　　棕色面食　　　　　　全麦面包

（3）蛋白质

肉、奶制品、豆类（如豌豆）和蔬菜中的蛋白质是构成机体细胞、组织的重要成分。虽然身体可以利用蛋白质作为能量来源，但其主要功能是重建组织和细胞。

（4）脂肪

脂肪（如黄油、人造黄油和油）是另一种重要的能量来源。当身体用尽碳水化合物这种"燃料"时，便会"燃烧"脂肪作为应急能量来源。

（5）维生素和矿物质

维生素和矿物质对生命至关重要，它们会调节新陈代谢与酶来影响身体健康。它们之所以被称为微量营养素，是因为与碳水化合物、蛋白质和脂肪等其他营养素相比，我们所需要的维生素和矿物质含量相对较少。日常，我们可从新鲜、健康的食物和阳光中获取生存所需的全部维生素和矿物质，但也需要从食物中获取适量的微量元素来保持最佳状态。

变健康的10个饮食建议

1992年，美国农业部建议：日常饮食摄入的热量，其中最好有30%~45%来自淀粉类（碳水化合物）食品（如全麦面包、糙米、小麦、燕麦和黑麦），15%~25%来自蔬菜，10%~15%来自水果，不到10%来自肉类和奶制品，不超过5%来自糖和脂肪。

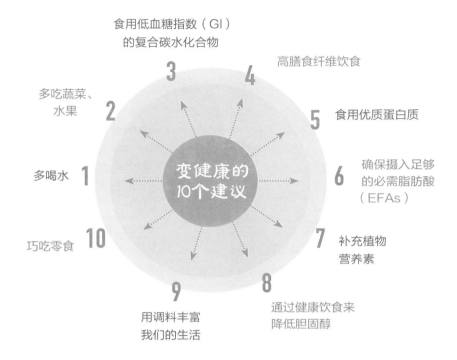

建议① 多喝水

喝大量的水，每日至少饮用1.5~2升（6~8杯）的纯净水。

--------------------------- 为什么？ ---------------------------

　　人不吃食物大概可以生存5周，但是不喝水只能活5天。水是给予和维持我们生命的重要物质，却常常被我们忘记。水对PCOS患者的健康也十分重要。

　　人体的2/3都是由水构成的，水的摄入对体内激素水平十分重要，因为水可以使体内激素处于最佳状态，同时也可以润滑脱水和干燥的组织，膨胀食物中的纤维帮助排出废物，运输维生素、矿物质和其他营养成分去各个器官，帮助肝脏分解和排出毒素，帮助腺体分泌激素，使细胞正常工作，使皮肤容光焕发。

--------------------------- 怎么做？ ---------------------------

　　即使我们不觉得渴，也要喝足够的纯净水。因为当感到口渴的时候我们已经缺水了。如果消化机能不好，尽可能在两餐之间多喝水，在进食时少喝水。当生病或者身体及精神处于压力下时，则需要喝更多的水。如果比一般人的个子矮或者身重轻，不需要强迫自己和他们饮用一样多的水。如果天气比较热，身体由于出汗失去了大量体液，则需要补充更多的水。锻炼时，身体对水的需求会急剧增加。参加高强度训练的运动员每天饮用约

10升水。脱水会严重影响运动表现，即使是2%~3%的脱水也会导致体力下降10%。

水是最佳的饮料，补充水分可以防止皮肤干燥、眼睛酸痛和生皱纹。除了水，也可以选择饮用鲜榨果汁或稀释后的果汁，不过要当心"果汁饮料"冒充鲜榨果汁。我们也可以尝一些非常好的花草茶；也可以多食用水果和蔬菜来补充水分，因为水果和蔬菜中90%都是水，它们以易于使用的形式为身体

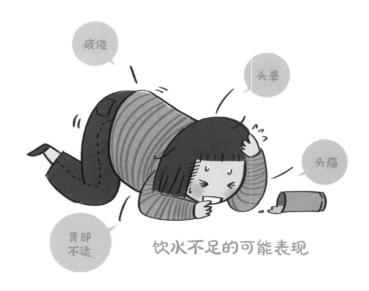

饮水不足的可能表现

提供液体，并为身体提供许多维生素和矿物质。一种能确保我们摄入足够水量的方法是：在罐子或水瓶中注入目标量的水，在我们阅读或者做其他事情时就把它放在身边随时饮用。等到晚上睡觉前，瓶子空了，我们的目标就算完成了。

建议❷　多吃蔬菜、水果

理想情况下，每日至少吃3个体积为拳头大小的水果和5份蔬菜（总质量大约1.25千克）。

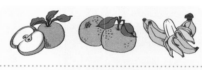

份水果的量≈
1个中等大小的苹果、香蕉或者橘子

--------　**为什么？**　--------

对于PCOS女性来说，所有的蔬菜和大多数水果都是营养全面的明星食品。它们可以为身体提供大量的抗氧化剂、维生素、矿物质和植物营养素。

植物营养素含量最高的蔬菜

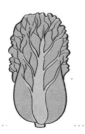　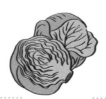　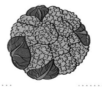　

白菜　　　　　球芽甘蓝　　　　　菜花　　　　　西蓝花

白菜、球芽甘蓝、菜花和西蓝花，均富含有助于降低体内雄激素水平的化合物。雄激素是引发PCOS症状的雄激素，如痤疮和多毛。

除了蔬菜的植物营养素外，橙色、黄色和绿色水果还富含抗氧化剂β-胡萝卜素，其有助于增强免疫功能；深绿色叶类蔬菜如菜花则富含增强骨质、镇静神经系统、舒缓抑郁和焦虑的矿物质；水果和蔬菜富含膳食纤维，有助于消化。

怎么做？

在PCOS饮食中，水果所受的限制比蔬菜要多，因为许多女性倾向于只吃水果，尤其是那些富含糖分的水果（如香蕉、葡萄干），会引起胰岛素的急剧升高。而水果引起的血糖升高只是暂时地引起情绪兴奋，紧接着便会情绪低落。建议吃水果时，搭配一把坚果，因为坚果富含蛋白质，可以避免血糖升高得太快。

我们设立的蔬菜和水果目标看起来有点多，难以实现，但是蔬菜汤或冻干的蔬菜丁和水果丁也都应算在其内。一个增加蔬果摄入量的好办法是购买一台榨汁机，制作自己喜欢的鲜榨果蔬汁。

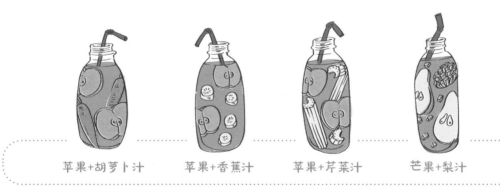

任何我们喜欢的混合配方

| 苹果+胡萝卜汁 | 苹果+香蕉汁 | 苹果+芹菜汁 | 芒果+梨汁 |

为了发挥果蔬汁的最大好处，请在水果榨汁后立即饮用，因为空气会破坏果蔬汁中的维生素和矿物质。果蔬汁有一个缺点，制作果蔬汁的流程是从水果、蔬菜中榨汁，因此人体无法从中摄入膳食纤维以达到降血糖的目的。为了摄入膳食纤维，可以尝试用食物搅拌机将浆果（如草莓、葡萄柚等）、软的水果（如梨）和豆浆或有机低脂酸奶混合后获得一杯顺滑的饮料。还可以加入5毫升富含ω-3脂肪酸的植物油，如大麻籽油或亚麻籽油。

尽可能吃整颗水果和整颗蔬菜。与精制、加工和榨汁食品相比，这些食品含有更多的膳食纤维，对血糖的影响较小。

处理蔬菜和水果的方法要最大程度地发挥它们的优点。加热、再加热和储存常常会破坏营养，因此，尽可能吃生的和新鲜的蔬菜和水果。蒸或炒是保留营养的最佳烹饪方法。

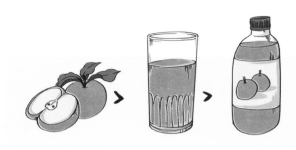

Tips 整颗苹果比苹果汁好，鲜榨苹果汁又比浓缩苹果汁好，有果汁比没果汁好！

如果在烹饪过程中确实煮沸了蔬菜，那么请保留水作为汤料或汤，因为放弃汤汁是营养最容易流失的环节。

水果和蔬菜一旦采摘或切割，营养就开始流失，且不说果蔬采摘后在商店或仓库中停留了多长时间，还有些冷藏保存时间可长达6个月；另一些则在还未成熟或到达最富营养的状态前就被采摘了，以便它们在腐败之前转运到其他国家。冷冻保存的蔬菜在采摘后会立即冷冻，所以有时它们的营养比新鲜蔬菜更好。在理想情况下，吃水果尽可能不要削皮，因为有时候大多数营养都在皮里。对于非有机的水果，由于农药和肥料在水果表皮中的潜在毒性，建议对非有机产品彻底清洗或去皮以去除表面的有害物。

建议3　食用低血糖指数（GI）的复合碳水化合物

关于PCOS女性的最佳碳水化合物摄入量的研究仍在进行中，一般而言，专家们认为，约50%的热量应该来自碳水化合物，最好为杂粮。除了水果和蔬菜中的碳水化合物应该占每日总摄入量的50%外，每天还应该吃4份全谷物，如糙米。

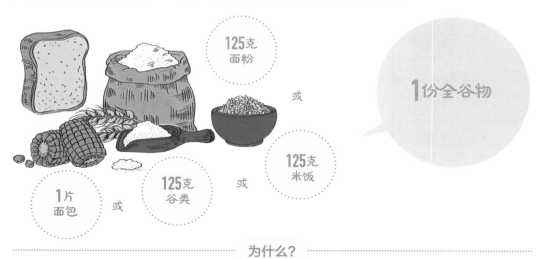

为什么？

碳水化合物是人体的主要能量来源。它们不仅帮助身体利用蛋白质进行生长和修复，而且也可以生成血糖（葡萄糖）为大脑和肌肉（包括心脏）提供能量。

在平衡状态下，我们的血液中约含10毫升葡萄糖。碳水化合物很容易就能够提供足量的葡萄糖，而且也特别容易超过所需的量。在胰岛素的作用下，身体内暂时不使用的血糖会被存储为脂肪。因为血糖特别容易被满足，所以不需要吃能迅速转化为葡萄糖和引起血糖急剧上升的食物。换句话说，血糖迅速升高会引起胰岛素升高，胰岛素又会将多余的血糖存储为脂肪，引发PCOS症状——胰岛素抵抗和体重增加。

在这里，不是让我们少吃或多吃碳水化合物，而是要吃正确种类的碳水化合物。即，种类尽可能多且升糖指数低。关键是要在一段时间内获得足够且稳定的血糖，而不是像过山车一般骤高骤低的血糖水平。杂粮需要更多的时间去转化为血糖，可以给我们提供持续的能量。单糖容易升高血糖、恶化胰岛素抵抗、加剧激素紊乱和PCOS症状。低血糖指数的食物也需要更长的时间才能在胃里分解和释放糖。这就是我们需要改变我们摄入的碳水化合物的类别而不是将它们从食物中取消的原因，确保它们和蛋白质一同摄入，是另一种可以减慢糖释放的方法。长久不吃碳水化合物对PCOS女性是不健康的。

怎么做？

碳水化合物是可以让人愉悦的食物，在感觉到情绪低落的时候，我们常常找那种以白面粉为基础的、油腻的蛋糕和面包来缓解情绪。水果和蔬菜也是碳水化合物。我们说的日常饮食需包含50%~60%的碳水化合物，不是说我们2/3的食物是面包或者面食，而是我们需要摄入更多的蔬菜和水果来满足碳水化合物的摄入量，剩余的部分用更多种类的低GI碳水食物来补充。

因为豆类、全麦面包和燕麦等杂粮中的碳水化合物要比蛋糕、饼干、派等以白糖或白面粉为材料制成的加工食品分解糖的速度慢，所以更适合PCOS女性食用。直接提供单糖的食物更适合PCOS女性。复合碳水化合物，如水果沙拉、一碗蔬菜和小扁豆汤或一把杏干等坚果，可比简单的糖类食物提供更多的维生素、矿物质和膳食纤维。

就血糖指数而言，食物的升糖指数越高，诱导胰岛素升高的速度就越快，就越容易引发PCOS。食物的升糖指数越低，转化为血糖的速度就越慢，诱发胰岛素的速度也越慢。降低血糖指数可以平衡能量，降低人们对碳水化合物的渴望，降低胰岛素和睾丸激素的水平并减轻体重。

血糖指数

是由大卫·詹金斯（David Jenkins）于1981年提出的，用于表达进食特定食物后血糖（糖）的升高速度。葡萄糖消化后的血糖上升指数为标准值100，果糖和全麦的血糖上升指数在20左右，烤土豆的血糖上升指数在95~98之间，血糖指数可以作为低血糖或糖尿病患者的饮食建议指南。基本上，对于患有PCOS的女性（以及存在血糖问题者），应尽可能避免高血糖指数的食物，选择低血糖指数的食物。但是，血糖指数不能作为饮食的唯一参考标准。

◇ 血糖指数（GI）

Tips GI<55，可以认为该食物为低血糖指数的食物；

55≤GI≤75，可以认为该食物为中等血糖指数的食物；

GI>75，可以认为该食物为高血糖指数的食物。

一些食物的参考GI值

食用糖		水果		蔬菜	
食物名称	GI	食物名称	GI	食物名称	GI
葡萄糖	100	苹果	39	甜菜	64
麦芽糖	105	香蕉	62	生胡萝卜	31
蜂蜜	75	橘子	40	熟胡萝卜	36
蔗糖	60	橘子汁	46	烤土豆	98
果糖	20	葡萄干	64	煮土豆	70

大多数蔬菜和许多水果的GI都比较低。以下食物的GI低至可以随意食用，尤其是生食：苹果、圆白菜、芹菜、樱桃、黄瓜、生菜、香菜、桃子、梨、李子、菠菜、青萝卜、西洋菜。

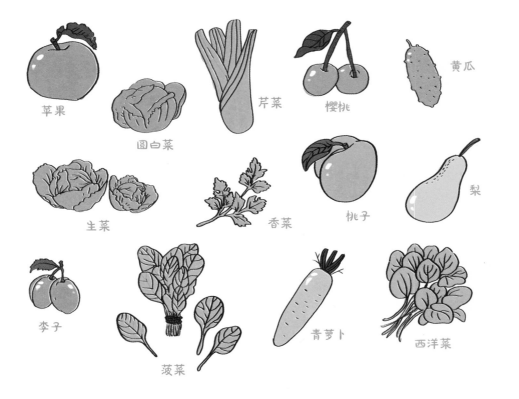

苹果　圆白菜　芹菜　樱桃　黄瓜

生菜　香菜　桃子　梨

李子　菠菜　青萝卜　西洋菜

其他食物的参考GI值

谷物		豆类		其他	
食物名称	GI	食物名称	GI	食物名称	GI
麸皮谷物	51	豆类	31	冰淇淋	36
白面包	69	扁豆	21	牛奶	34
全麦面包	72	豌豆	39	坚果	13
玉米	59			香肠	28
玉米薄片	80				
燕麦片	49				
全麦面食	45				
大米	70				
膨化大米	95				

确保我们吃的谷物中有一半是全麦。将全麦碾成白面粉，会损失约25种营养素。

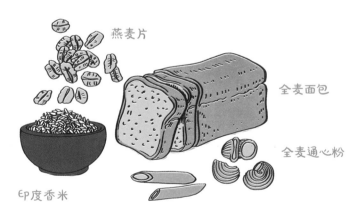

燕麦片

全麦面包

全麦通心粉

印度香米

不错的全麦食品选择

◇ **有许多简单的方法来增加复合碳水化合物的摄入量**

• 尝试食用夹带或加入了水果片、蔬菜和低脂奶酪的全麦面包或者燕麦片。

记住：黑色的面包并不一定是全谷物的，它可能只是白面粉加了色素制成的。一定要读标签。

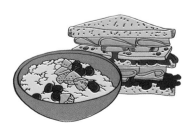

• 每周都尝试食用不同的谷物，包括燕麦、黑麦、大麦、小麦、小米、大米、玉米和荞麦。全谷物，如小米和藜麦，很好吃且容易烹饪。

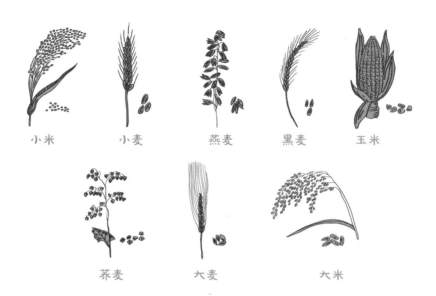

| 小米 | 小麦 | 燕麦 | 黑麦 | 玉米 |

| 荞麦 | 大麦 | 大米 |

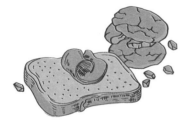

• 吃黑麦面包或全麦饼干时，尽量涂抹低脂酱或者100%无添加果酱。

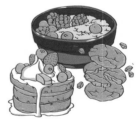

• 水果麦麸、燕麦饼干或者松饼也是不错的选择。

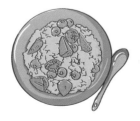

• 新鲜的燕麦粥配合干制的水果片也是好选择。

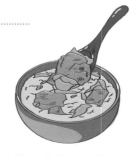

• 糙米搭配瘦肉和蔬菜也不错。

◇ 少吃糖

限制甜食的摄入。糖除了热量高外，毫无营养，它会直接进入血液升高血糖，加重PCOS症状。美国农业部数据称，美国公民每人年均摄入糖29千克；英国人紧随其后。而我国民众吃的大部分糖不是直接来自桌上的糖果，而是食物中的糖。

美国农业部还发现吃糖多的人，蔬菜和水果的摄入量会降低，因此获得的营养更低。糖除了破坏牙齿、牙龈，还会降低白细胞抗感染的能力，使人更容易感冒或者患其他疾病。

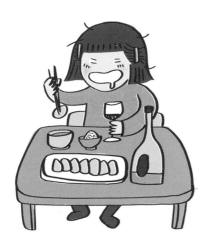

关于戒糖的建议

- 早餐麦片中添加糖不要超过5克。最好选择全谷物燕麦片，如全谷物燕麦、添加了水果蔬菜干的什锦燕麦、小麦薄片或燕麦粥。
- 用无脂肪的食物替代高糖高脂食物，高糖高脂会加重PCOS症状。
- 有些人可能以为糖只有白糖或者红糖，其实它还有许多其他形式，如蔗糖、原蔗糖、蜂蜜、糖蜜、糖浆、糖蜜、葡萄糖、果糖、麦芽糖、玉米糖浆、浓缩果汁、葡萄糖浆和其他工业糖，在食品加工过程中这些糖都有可能被加入。
- 应阅读食品标签以减少这些隐藏糖的摄入。检查我们最近吃的香肠、涂抹酱、燕麦、饼干或者小点心，看看它们当中添加了多少糖。
- 减少甜点、饼干、蛋糕、派、油炸圈、油酥面团和其他甜面包的摄入。吃新鲜的或干的水果，或者选择松饼或者全谷物饼干。
- 果汁饮料基本上都是无碳汽水。即使最受欢迎的品牌，其果汁含量仅为5%~10%。如果我们一定要选择它们，那么可选取果汁含量高的品牌用纯净水稀释或者鲜榨果汁加水后饮用。
- 食用糖替代品对患有PCOS的女性来说并不是一个好主意。它会引起新陈代谢有问题的人出现头痛、胃痛等。最好不要食用糖替代品。蜂蜜和糖浆听起来更健康，但并非如此。如果我们的食物真的需要甜味，那么一点点糖即可。最好添加天然的甜味剂，如果汁或新鲜的水果，或者尝试用没有热量的中草药替代品（如甜叶菊）。

建议❹ 高膳食纤维饮食

每日膳食纤维的摄入目标是30~50克，一个苹果约含2克的膳食纤维，一个橘子约含3克。每日吃1.25千克左右的水果或蔬菜，我们就已经达到膳食纤维摄入目标的一半了，加上摄入的其他碳水化合物就能达到目标了。最好避免摄入大量的麦麸，因为这会迅速阻止我们吸收其他重要的营养。

为什么？

如果患有PCOS，膳食纤维可以帮助肌体减慢碳水化合物转化为血糖的速度，对维持血糖稳定具有很重要的作用。膳食纤维有助于肌体维持正常健康的消化功能，控制脂肪吸收、毒素排出、能量释放，帮助粪便成形、胃肠垃圾稳定排出体外，减少胃肠内激素、毒素积累和被重新吸收入血液。而且，膳食纤维可以结合体内多余的固醇和雌激素，并将其排出体外。摄入足量的膳食纤维可以让我们在饭后有饱腹感，减少饭后甜点的摄入量。如果我们吃不够足量的膳食纤维，PCOS症状（如超重、胆固醇升高、血糖问题、高雄激素、高雌激素等）就会变得更严重。

怎么做？

我们可以食用全谷物燕麦、坚果、水果、蔬菜或膳食纤维补充剂来摄入膳食纤维，每日30~50克便可满足需求。富含植物膳食纤维的饮食习惯会帮助我们很容易达到目标，配合喝大量的水还可以帮助膳食纤维在消化道内蠕动并吸走不需要的激素、毒素等有害物质。

膳食纤维的两大来源（对PCOS女性都很重要）

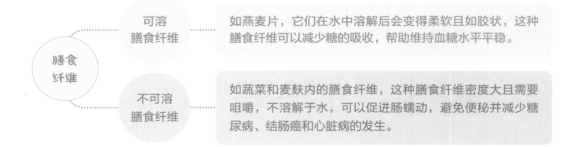

| 膳食纤维 | 可溶膳食纤维 | 如燕麦片，它们在水中溶解后会变得柔软且如胶状，这种膳食纤维可以减少糖的吸收，帮助维持血糖水平平稳。 |
| | 不可溶膳食纤维 | 如蔬菜和麦麸内的膳食纤维，这种膳食纤维密度大且需要咀嚼，不溶解于水，可以促进肠蠕动，避免便秘并减少糖尿病、结肠癌和心脏病的发生。 |

已有科学研究建议，有血糖问题的人群应摄入高膳食纤维食物。来自肯塔基大学的詹姆斯·安德森（James Anderson）博士发现，高膳食纤维饮食可以帮助人体控制血糖水平。2型糖尿病患者采用含有全谷物燕麦、蔬菜和豆类的食谱（每日不超过25%的能量来自脂肪、60%来自碳水化合物，并且每日摄入50克的膳食纤维）几周后，大多数患者的血糖水平都得到了显著改善，可以减少控制血糖的用药量。

果胶是一种在水果和蔬菜中发现的膳食纤维，如胡萝卜、豆类（如蚕豆、豌豆）、燕麦和大麦组合在一起可以降低高碳水化合物饮食后的血糖和胰岛素反应。著名医学杂志（*Lancet*）上的一项研究表明，2型糖尿病患者连续6周每日摄入100~250克豆类，其血糖和血胆固醇水平可下降15%。

另一个摄入高膳食纤维水果、蔬菜和全谷物的建议是：如果不习惯高膳食纤维饮食，可以在饮食中逐渐增加，不用强迫自己一下子吃掉很多。膳食纤维吃得多，大便的体积也会增大哟。

建议⑤ 食用优质蛋白质

每日摄入2~5份蛋白质。

1份 蛋白质

　　87克（一块手掌大小）烹饪过的瘦肉或鱼肉

或　**半杯（120**毫升）烤豆子

或　**87**克硬奶酪

或　**2**枚鸡蛋

或　**3/4**杯（**180**毫升）农家鲜奶酪

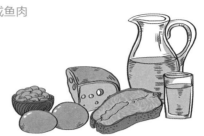

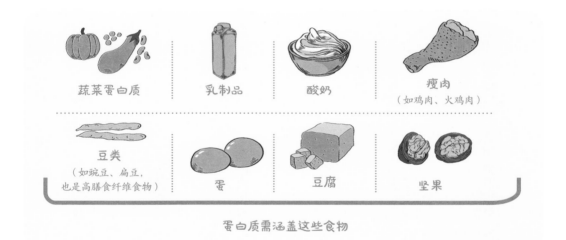

蔬菜蛋白质	乳制品	酸奶	瘦肉（如鸡肉、火鸡肉）
豆类（如豌豆、扁豆，也是高膳食纤维食物）	蛋	豆腐	坚果

蛋白质需涵盖这些食物

为什么?

　　蛋白质可以维持血糖稳定，给身体提供更充足的氨基酸去生成和修复细胞、激素和脑化学物质。因为身体只能存储碳水化合物和脂肪，无法存储氨基酸，所以需要每餐都食用高质量的蛋白质为身体持续提供氨基酸。

　　氨基酸被称作"生命的基石"，因为身体要利用他们去构建、修复组织和器官。如果身体内的水分被去掉，剩下的一半干重都是蛋白质。我们的皮肤、头发、指甲、肌肉、代谢相关的酶类、神经递质以及对PCOS很重要的激素都是由蛋白质组成的。

　　蛋白质在我们体内具有增强生命的功能。蛋白质和脂肪一样，对血糖水平有稳定作用，相较于短时间内的能量骤增和骤降，蛋白质可以持续稳定地生成能量。食用鱼肉、禽肉、瘦肉、低脂奶酪、鸡蛋、大豆和乳清的完整蛋白质可以刺激胰高血糖素分泌。胰高血糖素与胰岛素的作用相反：胰高血糖素可以调动存储的脂肪燃烧释放能量，使胰岛素维持在较低水平。

最后，如果没有摄入足够的蛋白质，是无法增加肌肉量的。肌肉组织越多，代谢越快，因为相较于其他组织，不运动的时候，肌肉仍可以燃烧热量。代谢速度越快，我们越容易减肥和控制疾病症状。

-------------------------- **怎么做？** --------------------------

建议：　久坐者每日的蛋白质摄入量＝体重（千克）×0.75克/千克

即，　　60千克体重的蛋白质摄入量＝60千克×0.75克/千克=45克

但是，对于健身和运动强度较大的人，这个摄入量是不够的，应该由营养学家根据个人情况给出建议。

优质的蛋白质如鸡肉、火鸡胸、鱼油等含的脂肪都很少。此外，酸奶含有可以改善肠道、帮助消化的益生菌，尽量每日吃原味活菌酸奶，如果对牛奶过敏，可以尝试豆奶、山羊奶、绵羊奶或者植物酸奶。

✧ 富含优质蛋白质和益生菌食品的推荐

①益生菌酸奶

可以通过饮用益生菌酸奶补充益生菌，外加食用大量新鲜蔬菜、水果等补充膳食纤维，来达到营养平衡的效果。选择益生菌酸奶时，最好选择值得信赖的品牌，确保酸奶的益生菌含量。同时，酸奶要及时冷藏，开封后及时饮用，避免酸奶内益生菌失活和杂菌污染。

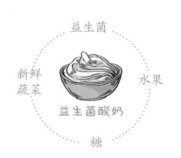

值得注意的是，为了满足消费者的口味需求，几乎所有酸奶都添加了糖，若大量食用这类含糖益生菌酸奶，会迅速升高血糖和胰岛素水平，对PCOS女性的健康是不利的，因此，PCOS女性在食用酸奶时，要控制好食用量，或者选择无糖酸奶。对于接受不了酸味的人群，可以选择使用代糖的甜味酸奶。

②植物酸奶

对于乳糖不耐的人群，可以选择植物酸奶来替代乳品。植物基酸奶是一款主要由植物发酵而来的，可以替代乳制品的产品，含有丰富的植物蛋白。目前大豆是植物基酸奶的主要原料，市场上还存在以椰子、扁桃仁、

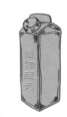

大豆、椰子、扁桃仁、大米、燕麦、豌豆、亚麻籽

大米、燕麦、豌豆、亚麻籽等为主要原料的植物基酸奶，为大家提供了丰富的选择。

植物基酸奶的营养价值在于"不含某些物质"，如某些过敏原、乳糖、胆固醇、饱和脂肪等，许多亚洲人都有乳糖不耐受的情况，主要症状是食用乳制品后，容易发生腹泻，而选用植物基酸奶就不会存在这样的情况。此外，现代的发酵工艺已经完全可以让植物基酸奶的蛋白质含量达到动物基酸奶标准。

但是，因为植物基酸奶的特殊气味和口味，还难以让人们广泛接受，同时植物基酸奶的研发和制作成本也较高，所以在市场上还处于比较高端和小众的地位。

对于PCOS女性，过量摄入蛋白质也是不明智的。因为肠胃若都被蛋白质占领的话，就没有其他空间去吃可以帮助维持血糖平衡的食物了，如膳食纤维。如果食用动物蛋白，每餐的摄入量应控制在56~87克，不超过手掌心大小。应尽可能食用来自有机动物的肉，而不食用被激素和抗生素饲喂大的非有机动物肉品。

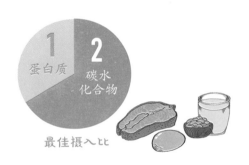

最佳摄入比

碳水化合物和蛋白质的最佳摄入比是2：1，不要低于1：1。为了避免食入大量的动物蛋白及饱和脂肪，应尽可能摄入植物蛋白。

尽可能去食用瘦肉、家禽、海鲜、鱼肉、鸡蛋蛋清、低脂白奶酪、乳清奶酪、夸克奶酪。其他含植物蛋白的食物有大豆、豌豆、扁豆、黑豆、芸豆、小麦胚芽、利马豆、黑眼豌豆、螺旋藻和藜麦等。

蛋白质和脂肪都比碳水化合物消化得慢，食用后使血糖增速更慢。干扁豆和豌豆可以减缓其他高碳水食物对血糖的影响。虽然豆类富含碳水化合物，但单独吃时血糖不会升得特别高，而且当它们与其他高碳水化合物一同被食用时，甚至可以降低高碳水化合物对血糖的影响。例如，当我们把米饭和斑豆放在一起吃时，豆类会降低米饭对血糖的影响。同样，如果我们想吃蛋糕，那么请把它放在餐中和豆类一起食用吧。

③A2 β-酪蛋白奶

A2 β-酪蛋白奶是一款亲和肠胃的牛奶，它的酪蛋白全部由A2 β-酪蛋白构成。

我们日常喝的牛奶一般同时含有A1和A2两种酪蛋白，A1蛋白质是大约5000年前欧洲奶牛杂交导致牛奶蛋白质变异而来的。A2蛋白质比A1蛋白质更自然亲和。含全A2 β-酪蛋白的牛奶可帮助某些摄入乳制品后有消化道不适症状（PD3）的人群。动物实验表明，给受试动物喂

理想情况下

我们的蛋白质摄入量应分配到全天各餐中，以便每餐都能摄入一些蛋白质以及全麦、蔬菜和水果中的碳水化合物，来降低我们体内胰岛素对碳水化合物的反应。如果我们的消化功能不太好或有肠应激综合征（IBS），可以把蛋白质和碳水化合物分在不同餐中食用，这样有助于减轻以上问题，我们可以在一餐中同时食用二者；或者选择亲和肠胃的A2 β-酪蛋白牛奶。

饲A1 β-酪蛋白可能刺激其产生消化道不适症状。针对PCOS女性，体内炎症因子高的情况，如果有条件的话尽量选择A2 β-酪蛋白牛奶，因为相较于普通牛奶，A2 β-酪蛋白牛奶完全不含A1 β-酪蛋白，在体内消化后，产生的BCM-7更少（ β-酪啡肽-7，一种外源性内啡肽，可能与儿童的1型糖尿病和自闭症有关），不会引起PCOS患者体内的炎症水平升高，有助于患者健康。

A2 β-酪蛋白的奶源非常稀有。首先，不是所有的奶牛都能产出只含纯净A2 β-酪蛋白而不含A1 β-酪蛋白的牛奶。现今，西方的奶牛中只有约30%的奶牛是纯正的A2奶牛，因其所产的牛奶只含100%纯净A2 β-酪蛋白。其次，要甄选出基因纯正的A2奶牛确保生产出合格的A2牛奶，需要极高的技术和专业的质量检测系统。

✧ 对素食主义者的建议

如果是素食主义者，请确保摄入足够的豆类、全麦谷物、奶制品、豆腐、植物蛋白。

素食者饮食建议

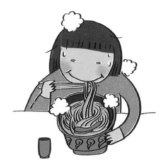

- 选择含有维生素B_{12}的燕麦片。
- 每天吃深绿色的叶类蔬菜，饮用235~350毫升半脱脂牛奶，保证钙的摄入量。如果乳糖不耐受，可以选择植物酸奶、坚果奶。
- 食用坚果、豆类、绿色蔬菜和全谷类食品，以便获得膳食纤维和铁。可可粉和黑巧克力也是铁的好来源。
- 每天至少吃30克豆类、坚果和种子，以获取蛋白质和脂肪酸。
- 每天至少吃1份低脂奶酪或白奶酪摄入蛋白质和钙。
- 每周吃3~4枚鸡蛋。
- 选择人造黄油或加维生素D和维生素E的黄油。也可以选择晒太阳来补充维生素D，摄入坚果来满足维生素E的需求。
- 尽可能选择鲜牛奶。

④鲜牛奶

目前，我国超市内成箱售卖的纯牛奶都是鲜奶经高温（135~150℃）瞬时灭菌处理后得到的，这种奶保质期较长，适合长

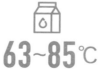

63~85℃

鲜奶一般都是采用连续温和的式巴氏灭菌法（63~85℃）杀菌的，杀菌温度较低，在杀灭致病菌的同时又能够相对全面地保留鲜奶中的微量元素等营养物质，营养全面并且价值高。

期储存或长途旅行。但是高温也会破坏鲜奶中的维生素含量和蛋白质活性等。在欧美，鲜牛奶即指巴氏杀菌奶，大约占据了一半市场。而在中国，由于牧场分布、运输等原因，鲜奶还不是很普及，主要还是以消费高温杀菌的纯牛奶为主。

建议⑥　确保摄入足够的必需脂肪酸（EFAs）

每日来自于脂肪的热量占比为20%~25%，应尽可能减少从加工食品中摄入饱和动物脂肪或变性酸，而应多摄入ω-3和ω-6必需脂肪酸。

-------------------- 为什么? --------------------

包括PCOS在内的许多疾病都与脂肪代谢有关。我们的身体需要必需脂肪酸来调节激素水平并增强细胞壁。PCOS女性特别关注的一些健康问题包括皮肤、头发、指甲和规律的生理周期。此外，高品质的脂肪可以减缓碳水化合物进入体内血液的速度，在满足饥饿感的同时使胰岛素水平较低。事实上，食物中的脂肪是最稳定的血糖稳定剂，而稳定的血糖可以减少抑郁、集中精神和改善PCOS症状。

如果没有摄入足够的ω-3和ω-6必需脂肪酸，身体将难以合成许多重要物质，如卵巢激素、应激激素，甚至可能会影响女性的生理周期。

-------------------- 怎么做? --------------------

坚果、种子、橄榄油、鳄梨、亚麻籽油和油性鱼（如鲭鱼、鲑鱼、鲱鱼和沙丁鱼）均富含必需脂肪酸。每周至少吃两次鱼，每天吃坚果（如杏仁、腰果、核桃）和种子（如亚麻籽、葵花子、南瓜子、芝麻），可以将坚果作为两餐之间的零食，也可以在冰沙中加入亚麻籽油或沙拉酱，或将芝麻油与炸薯条一起食用。

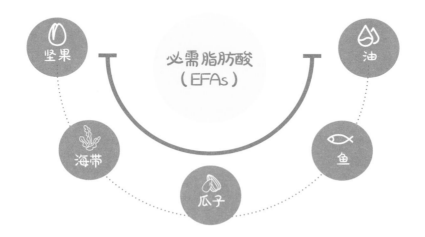

在现代饮食中，ω-3脂肪酸比ω-6脂肪酸少得多。在冷水鱼油及一些种子（如南瓜子）和核桃中发现了ω-3脂肪酸。ω-6脂肪酸存在于许多食物中，尤其是坚果、种子、植物油（如葵花子油、大豆油、核桃油、芝麻油、橄榄油、椰子油和花生油）和豆类。这两种脂肪酸是不可互相代替的，我们需要同时食用并保持平衡。

如果不吃鱼，则亚麻籽油或亚麻籽是ω-3脂肪酸的绝佳来源：

7克亚麻籽油=1克鱼油

尝试每天服用3茶匙（约15毫升）冷榨亚麻籽油或3汤匙（约45毫升）磨碎的亚麻籽。南瓜子或大豆油也是很好的脂肪酸来源。使用冷榨植物油；瓶子上应注明"未精制""未水合"或"冷榨"。或者，将1汤匙（约15毫升）种子磨碎，然后将其混合到谷物中或撒在沙拉上。海菜（食用海藻、海带等）和绿叶蔬菜也是很好的ω-3脂肪酸来源。

最好避免食用精制和加工食品，因为它们含有会阻碍必须脂肪酸吸收的物质，并限制我们从动物来源食品（如羊肉和猪肉，高脂奶酪和奶油）中吸收脂肪。动物脂肪中含有一种能促进血液凝结和发炎的物质，因此它们会加剧湿疹或其他炎症症状。家禽和鱼类中这类物质也比较少。但应避免工厂养殖的禽类，这些禽类通常含有会破坏体内激素、免疫和消化系统的激素和抗生素。

我们无须完全避免动物脂肪，只需将其减少到最低限度，而要避免用人造黄油、蔬菜起酥油和快餐油炸的薯条、以氧化或氢化脂肪的形式食用的植物油。《新英格兰医学杂志》的最新研究发现，应避免在许多加工食品如人造黄油、烘焙食品和外卖薯条以及谷物、花生酱、蛋黄酱和休闲食品中发现的反式脂肪酸，因为它们会增加患糖尿病的风险。反式脂肪酸在食品标签上也可称为氢化脂肪或油。

总结

将我们饮食中的红肉量减少到每周三餐或更少，换用特级初榨橄榄油，将油性鱼的摄入量增加到每周3份（每份大约扑克牌大小，重量为84克左右），合理安排蔬菜和水果的种类和食入量，白天的零食用坚果和种子代替薯片或甜食，都是保证获取健康脂肪的方法。

建议❼ 补充植物营养素

植物营养素（也称植生素、植化素）属植物性化学成分，是一种存在于植物内的天然化学成分，可以影响人体健康，应该每日食用。

为什么？

植物营养素有益健康，它们天然存在于植物中，并赋予了植物色彩、风味和抵抗疾病的能力。没有植物营养素人体可以存活，但是自身感觉以及气色都不会好。已有数百项科学研究支持了此结论，即这些具有难以发音的拉丁字母名称的植物营养素可能像维生素和矿物质一样影响着我们的健康，帮助我们抵抗各种疾病，降低罹患糖尿病、心脏病和记忆力减退等疾病的风险。

由于植物营养素不能在体内存储，因此需要定期吃富含植物营养素的食物，以维持心脏、皮肤、头发以及精神和生殖健康。如果患有PCOS，更要确保每天都补充植物营养素。

怎么做？

保证摄入植物营养素的方法很简单，只要确保日常摄入的水果和蔬菜量满足即可。植物性食品含有许多植物营养素。每天在饮食中加入五颜六色的水果和蔬菜，品类多样是关键。每天吃几个苹果和香蕉也是可以的，但效果并不是太好，因为种类太少。研究表明，那些饮食中蔬菜种类摄取较多的人比饮食单一的那些人患结肠癌的风险要低20%。一个有用的技巧是：在选择水果和蔬菜时想想彩虹的颜色，各种色泽都要有。因为丰富的颜色意味着可以获得丰富的植物营养素。因此，每餐以多种颜色为目标，选择橙色、黄色、红色、紫色和绿色的蔬果，如芒果、黑莓、圆白菜、甜椒、胡萝卜等，颜色越深，植物营养素越丰富。

植物营养素的种类

植物营养素	具体说明
黄酮类化合物	它们使葡萄柚具有酸味，使樱桃变红，可减少罹患心脏病和中风的风险
植物雌激素	豆腐、豆类和豆芽中的植物雌激素可降低患乳腺癌的风险并提高骨骼强度
类胡萝卜素	它们会生成橙色和绿色的水果，使其颜色变色，可辅助预防心脏病、癌症和阿尔茨海默病

◇ 我们会喜欢的

自植物化学研究问世以来，人们就认为葡萄酒对身体有益（它含有一种称为白藜芦醇的植物化学物质）。40克巧克力的化学成分与一杯葡萄酒相似，虽然巧克力也含有一些不良的脂肪和糖类，但任何东西在适度的情况下都是有益处的。

茶，尤其是绿茶，含有丰富的植物营养素。四杯绿茶就可提供最佳剂量的儿茶素，可

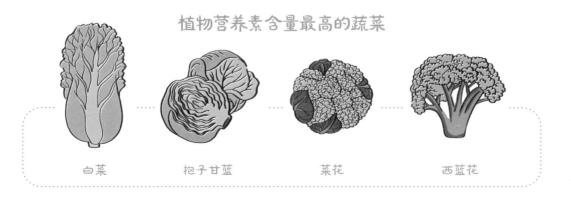

植物营养素含量最高的蔬菜

白菜　　　抱子甘蓝　　　菜花　　　西蓝花

以抗氧化、抗菌、抗病毒、抗癌和增强免疫力。如果我们不喜欢绿茶，可以用添加了绿茶的红茶混合物代替绿茶。

迄今为止，最佳植物营养素来源的食物：苹果、樱桃、菠萝、鳄梨（牛油果）、香蕉、葡萄柚、橙子、浆果、茄子、辣椒、红色甜椒、大蒜、豆芽、韭菜、西芹、菠菜、西蓝花、番茄、胡萝卜、蚕豆、大豆（包括豆腐）、芝麻、核桃、燕麦、黑麦、大麦、全麦、牛奶、绿茶、葡萄酒。

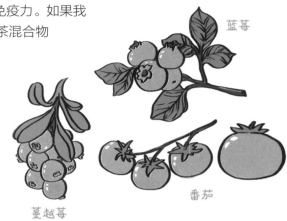

植物营养素含量最高的水果

建议⑧ 通过健康饮食来降低胆固醇

在日常饮食中应加入燕麦等粗粮，粗粮已被证明可以降低胆固醇水平。

为什么？

胆固醇是一种脂肪，蜡状物质，可通过压力、生化和激素反应以及食物产生，主要存在于肝脏中，在肠道和体内其他细胞中也会产生。

胆固醇并非完全是不好的，它在许多生化反应中都起着重要作用，包括生成性激素（如雌激素、孕激素）。胆固醇和其他血脂一样，过多了才会引起问题，如生成脂肪块堆积堵塞动脉，中断血液流动，引发心脏病、中风或手脚血液循环堵塞、麻木和疼痛等。

从营养上讲，应该尽可能将脂肪在血管内堆积阻塞的风险降到最低。应多食用能刺激"好"胆固醇[高密度脂蛋白（HDL）]产生的食物，少食用刺激"坏"胆固醇[低密度脂蛋白（LDL）]产生的食物，因为HDL可以将过量的LDL运回肠道排出体外。血液中有多少HDL无关紧要，需要注意的是升高的LDL。

可以通过多食用有益食品来帮身体排泄低密度脂蛋白。此外，我们要确保饮食中含有大量的防止LDL在血管中沉积的营养素。

避孕药 避孕药是PCOS患者最常用的药物，它会降低HDL并增加LDL水平。如果患有PCOS，并且曾经或正在服用避孕药，那么请定期看医生检查LDL水平并注意饮食。

控制胆固醇对每个人都很重要，尤其对于患有PCOS的女性来说，控制胆固醇可以预防心脏病和糖尿病。据估计，与普通人群相比，PCOS女性患心脏病的风险增加了7倍。

怎么做？

定期运动是降低胆固醇的最佳方法之一，一些食物也可以刺激人体产生HDL，大蒜里就含有刺激HDL生成的物质。此外，鲱鱼、鲭鱼、沙丁鱼、金枪鱼和鲑鱼等油性鱼也可以刺激HDL生成。油性鱼含有ω-3脂肪酸，可以帮助身体将更多的LDL运到肠道排泄。其他可以降低胆固醇的食物还包括新鲜水果、蔬菜、橄榄油、芸豆和其他豆类（如鹰嘴豆）以及大豆类食品，这些都可以降低LDL水平。每周应至少吃2~3顿含大蒜或油性鱼的饭。何不尝试下新鲜烤制的沙丁鱼、鲱鱼、金枪鱼或鲑鱼，以及鱼汤和大蒜蘸酱呢？还可以将大蒜添加到意大利面酱和炒菜中，或者每日按剂量食用。

新鲜采摘的大蒜是最有效的，但是若没有鲜蒜，老蒜也可以。如果我们觉得大蒜的气味有点不能接受，可以在食用大蒜后咀嚼些新鲜的香芹，或者喷口气清新剂来减少蒜味。

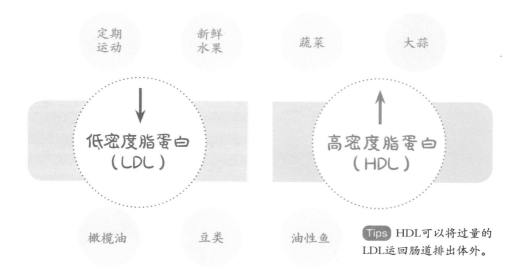

Tips HDL可以将过量的LDL运回肠道排出体外。

确保饮食中含有足够的膳食纤维。膳食纤维可以帮助身体排出更多的LDL，阻止肠道吸收过多的脂肪。每天吃蔬菜（包括豆类）、水果、全谷物面食和米饭，有助于维持血脂水平在理想范围内。

燕麦中富含一种可以降低胆固醇的特别纤维。尝试每周吃1~2次燕麦，可以将其制作成燕麦饼、燕麦粥或水果甜点来食用。

除了注意饱和脂肪的摄入量以外，多吃水果和蔬菜也有好处；进餐时喝葡萄酒也有好处，因为葡萄酒中含有可以降低胆固醇的抗氧化剂。

建议 9 用调料丰富我们的生活

尝试用香草、香料、柠檬汁或生姜代替盐来调味食物。

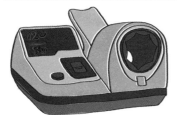

为什么？

高盐饮食会引起体液潴留和高血压，PCOS女性患高血压的风险是同年龄和同体重非PCOS女性的4倍。

血压是血液对血管内壁细胞施加的压力。女性的正常血压读数在120/80左右，低压超过90被视为高血压。如果忽略高血压，则可能导致心脏病、中风或肾脏问题的风险增加。有时需要药物来降低血压，但是大多数时候可以通过营养和生活方式的改变来辅助控制血压。

怎么做？

> **Tips** 血压测量值一般由两个数字构成，如：120/80。上限值（收缩压）反映了心室的缩期血管外周张力的大小，下限值（舒张压）是心室舒张期外周血管张力的大小。

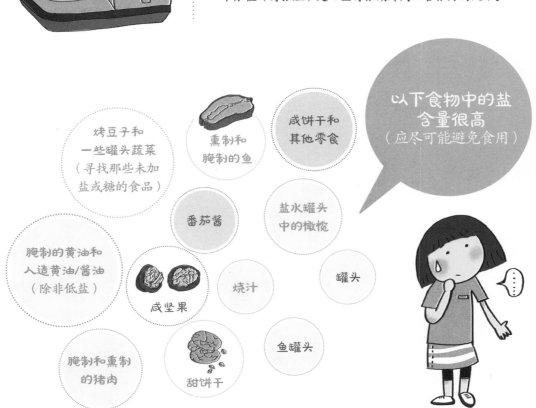

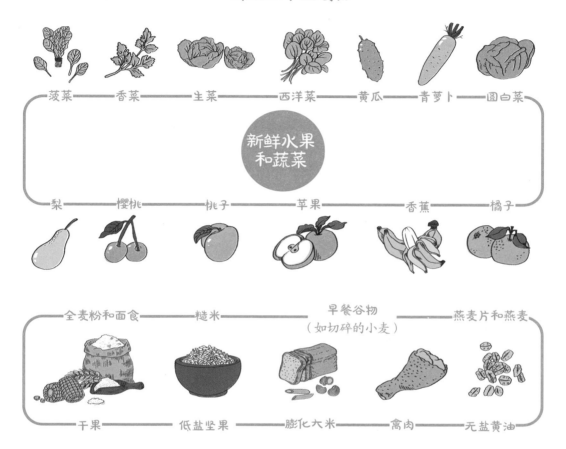

低盐至中盐食物

健康饮食可以降低患高血压的风险。饮食中尤其要注意胆固醇含量，多吃水果和蔬菜，摄入足够的必需脂肪酸和含钙食物（如低脂酸奶或奶酪）。研究表明，钙可以纠正高血压，因此在饮食中加入一些低脂乳制品是有好处的。如果不喜欢奶制品或对奶制品过敏或不耐受，则可以考虑其他含钙食物，如白面包、菠菜和芝麻。

限制盐的摄入量。许多食品中天然存在的盐（氯化钠）含量很少，而成品盐既可以用作防腐剂，又可以用作增味剂。我们无法完全避免进食盐，但可以采取措施减少钠的摄入量。

请记住，许多食品标签都将盐列为"钠"或"氯化钠"。有些食物声称添加的是"还原盐"或"低盐"等，但是当标签上讲钠盐时，可能会造成混淆。《食品安全国家标准　预包装食品标签通则》（GB 7718—2011）规定：食品标签中必须标注钠含量。但并非所有制造商和零售商都标注盐含量，因此要想明确食物中的盐含量，请将钠含量的数字乘以2.5。每天的盐摄入量应少于5克。

应选择新鲜的鲑鱼和瘦牛肉等代替咸肉。面包、硬奶酪、谷物、含油多的鱼类（如熏制鲱鱼、烟熏鲭鱼和鱼罐头，尤其是咸水鱼，都是高盐食品），它们富含重要的保护性营养素，只有在医生的要求下，才可以完全禁食。

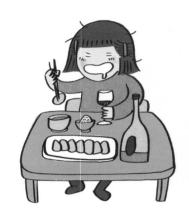

尝试使用草药和香料或其他调料代替盐，如罗勒、山萝卜、细香葱、莳萝、茴香和大蒜等可以搭配沙拉食用；百里香、龙蒿和香芹可以增强肉、鱼、蔬菜和土豆的风味；葡萄酒也是一种绝佳的增味剂，食物煮沸后，葡萄酒中的酒精会蒸发，只留下酒的芳香；芥末则可以带出奶酪的风味。我们平日里大可以尝试使用香料或盐的替代品，直到找到最喜欢的香料为止。

学会逐渐适应低盐饮食并欣赏曾经被盐分隐藏的食物的原本风味。

建议⑩　巧吃零食

每天从美好的早餐开始，午饭前再吃点零食，接着享用午餐，吃个下午茶，最后是享用晚餐。

为什么？

我们许多人的一日三餐的经典方式是：早餐简单对付一下或者压根儿不吃，午餐时吃些点心，晚餐大吃一顿。有时人们直到晚上8：30才能吃点东西。这种饮食方式特别容易在体内堆积热量，尤其对PCOS女性不好。

首先，早上起床后，如果我们不吃早餐，身体处在空腹状态下，那么我们的身体因为不确定何时可以获取新的热量，便通过降低代谢率来保持最后的热量。不仅如此，在禁食状态下，大脑对葡萄糖的强烈需求，我们甚至开始分解自己的肌肉以提供肌体必要的葡萄糖。

肌体无法将脂肪转化为葡萄糖，最终的结果是肌肉量下降和代谢率降低。当我们晚上吃东西时，身体又会尽可能多地存储脂肪，因为吃完饭后，一般都会很快上床睡觉，因此我们的身体几乎没有时间消耗热量。

白天不吃早餐或者禁食都绝对不是好主意，因为它不仅会使我们体重增加，还会使我们的身体信号紊乱，并使我们的身体和头脑失去维持最佳状态所需的能量。如果患有PCOS，并且担心体重增加，那么在白天一定要保证正常的食物摄入量。

怎么做？

从早餐开始新的一天，在上午中间时间吃点零食，然后享用午餐、下午茶，最后享用晚餐。我们需要注意的是在这些用餐时间中每次吃什么。显然，我们不需要大餐，而应将低GI碳水化合物与少量蛋白质结合在一起。尝试在一天中的早些时候吃掉大部分能提供热量的饮食，这样可以避免白天处于"低血糖模式"并且可以在一天的活动中燃烧掉一些热量。

　　早餐通常是最容易被忽略的一餐，但这是最重要的一餐。它可以启动新陈代谢，为一天的活动提供能量和做好准备。刚起床，我们可能不想吃东西，因此在吃早饭前请给自己一点时间去调整，此时我们可以为早间茶或者下午茶准备些小零食，当我们的消化系统开始工作了，就开始吃早餐。

　　可以在前一晚为第2天准备一些食物，以便在第2天的余下时间里有零食可吃。鸡胸肉、鲑鱼片或减脂鹰嘴、豆泥以及蔬菜棒（如胡萝卜、芹菜和黄瓜）都很容易制作，它们将在第2天的上午11点和下午3点发挥作用。新鲜的干果以及少量的核桃、杏仁或葵花子也可以作为零食来吃。

一些健康的小点心推荐

- 1杯鲜榨果汁（非浓缩果汁）
- 4个新鲜杏子
- 3颗鲜枣
- 1颗干枣
- 1个李子
- 1个梨
- 1个苹果
- 1块米糕
- 1个无花果卷
- 1个迷你葡萄干面包
- 1碗低脂的格兰诺拉麦片
- 1个牛奶什锦早餐棒
- 1块低脂饼干/松饼/烙饼
- 2个带有蔬菜蘸酱的面包棒
- 一小把坚果
- 低脂奶酪或酸奶

- 低脂奶酪和吐司
- 薄脆
- 金枪鱼
- 2块黑麦薄脆饼干
- 芹菜和胡萝卜棒
- 搭配苹果酱和核桃的低脂奶酪
- 天然无糖全麦松饼
- 新鲜制作的无盐爆米花
- 搭配坚果黄油的米糕
- 西瓜或冷冻水果冰棒
- 无糖低脂酸奶搭配早餐燕麦、坚果或新鲜水果

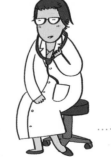

（本章第四节内容由营养学博士后张珍珍整理，特此致谢。）

成功案例

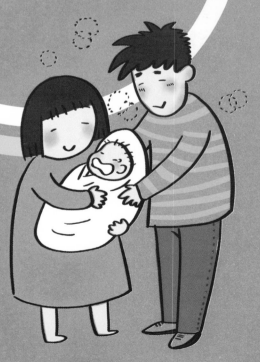

面对各种怀孕困难的情况，医生的处理方式是不一样的，找到病因和个体化的治疗很重要：

① 多囊卵巢综合征的全面调理：无论胖多囊还是瘦多囊，包括卵泡长不大、不排卵、内膜薄、内膜分离、取卵后发现卵细胞质量差、受精不好、胚胎质量差、多次胚胎移植不着床、流产、异位妊娠等；

② 反复监测排卵、反复各种治疗、反复试管婴儿助孕尚未怀孕的患者；

③ 高龄夫妻：精子和卵细胞质量改善、微刺激或自然周期取卵、攒胚胎、生殖力保存（限已婚）；

④ 复杂因素怀孕困难者：夫妻双方身体问题、受精障碍、目前没找到原因的；

⑤ 夫妻任一方染色体异常携带者：遗传咨询、植入前胚胎分析；

⑥ 肿瘤、癌症患者：冻卵细胞、冻精子、冻胚胎（限已婚）；

⑦ 子宫内膜环境：菌群检测、致病菌检测；

⑧ 子宫内膜容受性与胚胎种植同步时机检测；

⑨ 宫腔内灌注：富血小板血浆、粒细胞集落刺激因子、HCG；

⑩ 试管婴儿助孕协同免疫治疗和保胎。

案例1

多年怀孕困难，卵泡期非同一般的长，曾经很多次外院监测卵泡黄素化。发现排卵时机不同寻常，遵从个体特性，适时同房，一次成功生育。

 妻　C女士，就诊时32岁

 夫　L男士，就诊时35岁

因婚后未避孕未孕12年就诊。最近5年辗转多家医院就诊，输卵管通畅，精液常规正常，间断促排卵和监测排卵共有十几次，有优势卵泡，均黄素化，多家医院医生建议做试管婴儿助孕，夫妻双方也精疲力尽，希望通过试管婴儿尽快怀孕。

月经初潮14岁，4~5天/45~50天，无痛经史。卵巢储备正常，化验检查也没有其他异常发现。

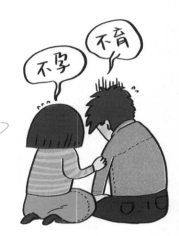

治疗方案：

我给予的治疗方案很简单，暂时不做试管婴儿助孕，观察自然周期中女方卵泡生长的情况：月经第12天做B超，未见优势卵泡；第20天可见右侧有9毫米直径的卵泡，隔日B超加激素监测；第29天卵泡直径达20毫米，LH上升，给予HCG 1万单位，嘱其同房，隔日B超显示已经排卵。2周后验孕成功。

2015年10月，足月顺产1个男孩，健康、聪明。
孩子出生后，女方月经还是和以前相同。
2017年11月，用同样的方法，足月顺产1个女宝，健康、聪明。

案例2

年轻夫妻，女方患有多囊卵巢综合征，夫妻肥胖、糖脂代谢异常，精卵质量受影响，曾经试管婴儿助孕移植6次未孕。指导其改变生活方式，双方都用合适的营养素调理后，自然妊娠。

 妻　M女士，就诊时26岁

夫　Z男士，就诊时28岁

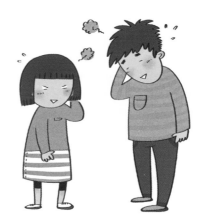

因婚后未避孕未孕2年就诊。男方精液为中-重度少弱畸形精子症，女方患有多囊卵巢综合征。在外省某大型生殖医院行1次取卵，冻胚移植6次，未孕。

夫妻均肥胖，糖脂代谢异常，肝功轻度异常。

治疗方案：

考虑到夫妻双方都年轻，目前代谢异常，建议改变生活方式，不熬夜，指导其合理饮食并增加运动。双方都用合适的营养素调理半年后，女方减重16.5千克，男方减重17千克，糖脂代谢恢复正常。男方复查精液2次各项指标都在正常范围内。于是，告知其可以监测排卵，自己试孕。于试孕第3个月，成功妊娠。

2020年9月，B超显示宫内单活胎，13周多，顺利通过颈项透明层厚度检查（NT）。到写稿日，继续好孕中。

案例3

女方患有多囊卵巢综合征，药流后突然体重增加，糖脂代谢异常，经常便秘。服用功能性酸奶3个月，促排卵效果非常好，胚胎质量非常好，一胎好孕中。

 妻 — C女士，就诊时34岁

 夫 — Z男士，就诊时37岁

因人工流产术后未避孕未孕7年就诊。2000年同居，2006年领证。曾于2012年孕40+天，药物流产一次，之后体重增加16千克。2017年于北京某医院行HSG：双侧输卵管梗阻。夫妻双方要求行试管婴儿助孕。女方经常便秘。

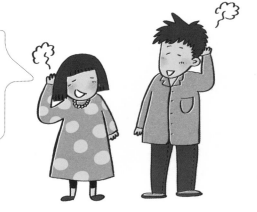

- 一般情况：身高 155cm，体重 70kg，BMI 29.1。
- 月经史：月经不规律，初潮20岁，7~15天/45~90天，痛经（−）。
- 生育史：孕1产0。
- 既往史：无阳性病史。
- 家族史：否认家族性遗传病史。
- 辅助检查：
  ✓ 2019−10：AMH 16.1ng/mL，GLU 9.54mmol/L，TC 6.03mmol/L，TG 3.31mmol/L。
  ✓ HCY 10.2μmol/L。
  ✓ 2020−01：GLU 5.88mmol/L，TC和TG正常。体重62kg，BMI 25.8。
  ✓ 精液情况（2019−12）：量2.5mL，密度187.4×10⁶/mL，PR 63.0%，正常形态率1.5%，DFI 8.31%。

Tips AMH：抗缪勒管激素，GLU：葡萄糖，TC：总胆固醇，TG：甘油三酯，HCY：同型半胱氨酸，PR：前向运动率，DFI：DNA碎片指数。

⊕ **女方诊断:**

- 继发不孕症
- 多囊卵巢综合征
- 双侧输卵管阻塞

⊕ **男方诊断:**

- 继发不育症
- 畸形精子症

治疗方案:

患者药物流产后肥胖，多囊卵巢综合征，糖脂代谢异常，经患者知情同意纳入北京家圆医院与北京三元食品合作的"评价酸奶复合制剂对生殖健康影响的研究"项目，服用酸奶复合制剂3个月后，体重和糖脂代谢均达标，采用拮抗剂方案促排卵，获卵18枚，形成囊胚11枚，冻存。

2020年7月，移植1枚冻胚。移植后第12天 HCG 567mIU/mL；移植后第28天HCG 53850mIU/mL，B超显示宫内单活胎。到写稿日，继续好孕中。患者孕后继续服用酸奶复合制剂。

案例4

夫妻高龄，等待赠卵过程中，抓住机会，自己一次取卵，成功生育1个健康孩子。

 妻 W女士，就诊时46岁　　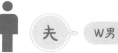 **夫** W男士，就诊时47岁

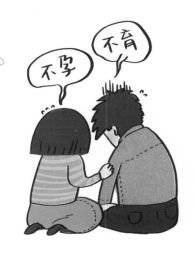

因宫外孕后、未避孕未孕11年，经历国内外多次试管婴儿助孕失败，要求赠卵怀孕就诊。1999年结婚，性生活正常。2004年右侧输卵管妊娠，行药物治疗。

2014年1月，于浙江省某医院行ICSI助孕，采取短方案，获卵4枚，获胚枚，移植未孕。

2014—2016年，于浙江省另一家医院取卵4次。第1次：获卵2枚，ICSI，获胚1枚并冻存。第2次：未获卵。第3次：获卵5枚，ICSI，获胚4枚，全胚冷冻；2015年10月、12月分别行移植术，未孕。第4次：获卵1枚，ICSI，获胚1枚并冻存。

2016年6月于泰国某医院获卵4枚，ICSI，获D3胚3枚，继培获囊胚枚并冻存，移植未孕。

男方多次检查提示有少弱精子症。

- ● 一般情况：身高155cm，体重50kg，BMI 20.8。
- ● 月经史：月经规律，初潮16岁，4~5天/28~30天，痛经（－）。
- ● 生育史：孕1产0。
- ● 既往史：无阳性病史。
- ● 家族史：否认家族性遗传病史。
- ● 辅助检查：
- ✓ 甲功、生化、优生、血沉、抗体五项、凝血、DNP、25-（OH）D$_3$正常。
- ✓ AMH（2017-03）：0.75ng/mL。
- ✓ B超（2017-03 M3）：子宫后位，大小4.8cm×4.5cm×3.7cm，肌层回声均匀；内膜0.38cm；右侧卵巢2.7cm×1.7cm，窦卵泡2个；左侧卵巢1.7cm×1.2cm，内未见窦卵泡。
- ✓ 染色体：女方46，XX；男方46，XY。
- ✓ 精液情况（2017-04）：量4.1mL，密度8.01×10^6/mL，PR 18.75%，正常形态率1.7%，DFI 21.72%。

⊕ **女方诊断:**

- 继发不孕症
- 卵巢储备功能减退
- 右侧输卵管妊娠后
- 外院5次ICSI助孕失败史

⊕ **男方诊断:**

- 继发不育症
- 少弱畸精子症

治疗方案:

在准备赠卵的过程中，发现2个小卵泡，觉得这也许是一个可以用自己卵细胞怀孕的机会，建议取卵，给出的治疗方案如下：

2017年5月，行助孕，用人工高孕酮方案，获卵1枚，ICSI，D5囊胚1枚3BB冻存。2017年7月，解冻移植1枚D5胚胎，2017年8月B超显示宫内单囊妊娠，可见胎芽及心管搏动。2018年3月，38周顺产1个男宝，健康、聪明、活泼可爱。

案例5

曾经6次人工授精失败，1次试管婴儿失败，合并免疫异常——抗磷脂抗体综合征。联合抗凝治疗后，一次试管婴儿移植，生育龙凤胎。

 妻　L女士，就诊时36岁　　　 夫　K男士，就诊时37岁

因婚后未避孕未孕11年、6次人工授精失败、IVF助孕胎停育清宫术后3年，要求IVF助孕就诊。2007年结婚，性生活正常。2009年于秦皇岛当地医院行HSG：双侧输卵管通畅。2010年于当地医院行夫精人工授精（AIH）助孕6次，未孕。2016年于北京某医院行IVF助孕，获9P9枚，获可移植胚胎5枚，移植后9周因胎停育行清宫术。后移植2次，均未怀孕。2016—2018年于北京某医院诊断为：抗磷脂抗体综合征。

男方患畸形精子症。

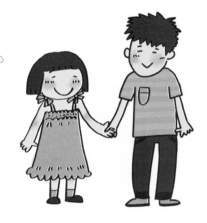

- 一般情况：身高162cm，体重67kg，BMI 25.5。
- 月经史：月经欠规律，初潮13岁，5~6天/30~45天，痛经（－）。
- 生育史：孕1产0。
- 既往史：高血压病史7年，服药血压控制尚可，BP 115/75mmHg。
- 家族史：否认家族性遗传病史。
- 辅助检查：
✓ 脂肪肝、尿蛋白（＋－）、TC 6.02mmol/L（1.82~5.72）、TG 1.90mmol/L（0.4~1.8）。
✓ AMH（2019-05）：0.71ng/mL。
✓ 免疫检查自带：提示抗磷脂抗体综合征。
✓ B超（2018-09 M22）：子宫前位，大小5.4cm×5.7cm×4.3cm，形态规则，肌层回声欠均匀，可见2~3个低回声结节，大者2.8cm×2.1cm于后壁；内膜1.18cm；右侧卵巢3.4cm×2.3cm，窦卵泡6个；左侧卵巢3.4cm×1.5cm，窦卵泡5个。
✓ 染色体：女方46，XX；男方46，XY。
✓ 精液情况（2019-01）：量4mL，密度41.9×10⁶/mL，PR 51.7%，正常形态率3%。

Tips BP：血压。

⊞ **女方诊断：**

- 原发不育症
- 子宫肌瘤
- 抗磷脂抗体综合征
- 慢性高血压
- 高脂血症

⊞ **男方诊断：**

- 原发不育症
- 畸形精子症

治疗方案：

2019年6月，采用拮抗剂方案，获卵12枚，IVF，获可用胚胎5枚（8c Ⅰ ×2、8c Ⅱ ×3），全胚冷冻，建议结合免疫治疗行冻胚移植术。

2019年9月，人工周期准备内膜，移植2枚D3胚胎。2019年10月，B超显示：宫内双囊妊娠，分别可见胎芽及心管搏动。2020年5月，孕36周行剖宫产术，产1儿1女，现在都健康、聪明、调皮可爱。2020年9月我去秦皇岛海港医院会诊，接生孩子们的产科迟秀梅主任开心地向我展示了两个宝宝的视频，并再次收到儿女士转达的感谢。

Tips 8c表示8细胞，c为"细胞（cell）"之意，余同。

案例6

卵巢功能很差，曾经多次试管婴儿助孕失败。等待赠卵期间，自己自然周期取卵，移植，成功生育。

 妻 L女士，就诊时38岁

 夫 K男士，就诊时39岁

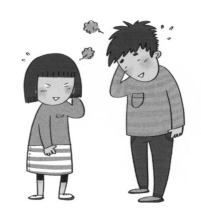

因再婚、双侧输卵管切除术后3年、外院试管婴儿助孕失败2次就诊。2009年初婚，同年因左侧输卵管妊娠行腹腔镜下左侧输卵管切除术，2010年因右侧输卵管妊娠，药物治疗。2012年离异。2013年再婚，同年于北京某医院行HSG：右侧输卵管积水，行腹腔镜（lap）下输卵管切除术。分别于2013年、2014年于北京某医院行IVF助孕2次，一次取卵1枚，移植未孕；另一次取卵2枚，成胚1枚，移植未孕。夫妻双方要求再次行试管婴儿助孕，可能接受赠卵。

- 一般情况：身高168cm，体重55kg，BMI 19.5，BP 110/70mmHg。
- 月经史：月经规律，初潮14岁，2天/30天，痛经（-）。
- 生育史：孕2产0。
- 既往史：无其他特殊病史。
- 家族史：否认家族性遗传病史。
- 辅助检查：
- ✓ AMH：<0.06ng/mL。
- ✓ 优生、感染八项，生化、血沉、染色体正常。
- ✓ B超（2016-04 M2）：子宫前位，大小5.4cm×4.5cm×4.8cm，肌层回声不均匀，后壁见大小1.9cm×1.4cm低回声结节（考虑子宫肌瘤）；内膜0.57cm；右侧卵巢2.8cm×1.4cm，内未见卵泡；左侧卵巢3.1cm×1.8cm，内未见卵泡，另见大小2.3cm×1.1cm囊性回声，形态不规则，透声可。
- ✓ 精液情况（2016-09）：量2.7mL，密度35.74×10⁶/mL，PR 34.19%，正常形态4.0%，DFI 16.41%。

⊕ **女方诊断：**

- 继发不孕症
- 双侧输卵管妊娠、切除术后
- 卵巢储备功能减退

⊕ **男方诊断：**

- 继发不育症

治疗方案：

2016年12月，采用拮抗剂方案，获卵1枚，成胚1枚，冻存；该周期因子宫内膜原因，取消移植。2017年3月，采用黄体期方案，获卵1枚，成胚1枚，冻存；因黄体期方案未鲜胚移植。2017年4月，解冻 2枚胚胎移植，未孕。2017年6月，拟行接受赠卵试管婴儿助孕，签署《赠卵受者知情同意书》，排队等候。同时，在等候期间抓住机会自己取卵。2017年10月，自然周期，获卵1枚，成胚1枚，冻存。

　　2017年11月，自然周期，获卵1枚，成胚1枚，移植新鲜和冻胚共2枚胚胎。移植后第11天 HCG 220.6mIU/mL；移植后第28天HCG 60350mIU/mL，B超显示宫内单活胎。2018年7月，孕39+4周，自然分娩一女婴，体重3650g，体健。

案例7

曾经历5次取卵、7次移植、2次宫角妊娠、1次宫颈妊娠的恩爱夫妻。取卵一次移植，生育健康男宝。

 妻 ▸ C女士，就诊时32岁

 夫 ▸ Z男士，就诊时33岁

因5次取卵、7次移植、2次宫角妊娠、1次宫颈妊娠找我就诊。2010年起同居，采用工具避孕，2013年登记结婚，同时解除避孕。2014年在某医院输卵管造影显示：双侧输卵管积水。同年行腹腔镜下盆腔粘连分离术+双侧输卵管造口术+双侧输卵管结扎术。2014年12月，采用长方案，获卵3枚，IVF，获D3胚1枚，冻存。孕酮增高，取消移植。2015年3月，人工周期冻胚移植1次，未孕。2015年4月，采用拮抗剂方案，获卵7枚，获D3胚3枚，移植2枚。移植后第11天HCG 799.63mIU/mL，第27天HCG 29559mIU/mL，右侧宫角妊娠手术。2015年11月，人工周期冻胚移植1枚，未孕。2015年12月，采用拮抗剂方案，获卵6枚，获D3胚4枚，冻存；孕酮增高，取消移植。2016年1月，人工周期冻胚 2枚，未孕。2016年3月，人工周期冻胚2枚，未孕。2016年4月，采用拮抗剂方案，获卵4枚，D3胚胎2枚冻存；因内膜原因，取消移植。2016年5月，人工周期冻胚移植2枚，左侧宫角妊娠手术。2016年12月，采用长方案，获卵10枚，D3获胚7枚，冻存；因孕酮增高，取消移植。2017年1月，人工周期冻胚移植2枚，移植后第12天HCG 497.31mIU/mL，第26天HCG 37997mIU/mL，宫颈妊娠，行子宫动脉栓塞手术结束妊娠。

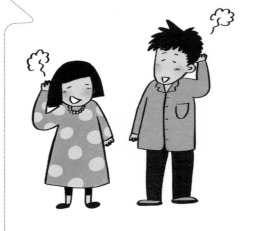

- 一般情况：身高162cm，体重42kg，BMI 16，BP 110/70mmHg。
- 月经史：月经规律，初潮15岁，5~7天/28~30天，痛经（＋）。
- 生育史：孕3产0。
- 既往史：阑尾炎病史，未手术。
- 家族史：否认家族性遗传病史。
- 辅助检查：
✓ 优生、感染八项，生化正常。
✓ AMH（2014-11）：1.81ng/mL。
✓ B超（2014-11，月经中期）：子宫前位，大小5.0cm×4.6cm×3.9cm，肌层回声均匀；内膜1.0cm；右侧卵巢2.7cm×1.4cm，内可见4个卵泡；左侧卵巢2.9cm×1.8cm，内可见4~5个卵泡。
✓ 精液情况（2014-05）：量4.10mL，密度73.01×10^6/mL，PR 36.41%，正常形态率2.5%。

⊕ **女方诊断：**

- 原发不育症
- 双侧输卵管结扎术后
- 3次异位妊娠术后

⊕ **男方诊断：**

- 继发不育症

治疗方案：

　　为她助孕必须非常谨慎，无论是准备内膜、移植还是移植之后，我比她本人更担心，特别害怕再次出现异位妊娠，同时也一直向这对夫妻强调各种细节和可能性：往最坏处着想，往最好处努力。这对夫妻非常恩爱，特别有耐心并且配合治疗。治疗过程出乎意料的顺利，这得益于夫妻的配合和勇气。详细情况如下：

　　2018年4月，采用拮抗剂方案，IVF，获卵8枚，获D3胚5枚，冻存；该周期取消移植，建议女方适当增重再移植。

　　　　2018年6月，人工周期移植2枚（7c、8c），移植后第12天血HCG 821.40mIU/mL，移植后第23天HCG 31638mIU/mL，移植后第30天HCG 10805mIU/mL，B超显示宫内单活胎。2019年2月，孕37+5周，行剖宫产术产1男宝（体重2980g），现在健康、聪明、性格好。

案例8

外院4次未取到卵。通过个体化方案5次，每次都取到卵细胞并且形成胚胎，现在成功生育双胎，还有冻存胚胎。

妻　　T女士，就诊时34岁

夫　　D男士，就诊时35岁

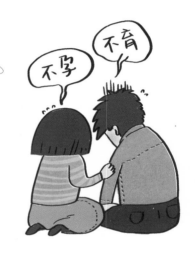

　　因未避孕未孕4年、4次试管婴儿未取到卵，于2017年7月找到我就诊。2011年结婚，婚后采用工具避孕至2013年，同年于某医院行HSG：双侧输卵管炎。2016年于湖南省某医院检查，提示"卵巢功能减退"，行试管婴儿助孕，采用桔抗剂方案，有1个优势卵泡，未取到卵。2016年10月，在湖南省某妇幼保健院开腹行左侧输卵管整形术。2016年12月，右侧输卵管妊娠，于北京某妇幼保健院行lap下右侧输卵管切除术+浆膜下子宫肌瘤切除术+盆腔粘连松解术。2017年3~5月，在北京某医院行3次试管婴儿助孕：1次微刺激，2次自然周期，均没有取到卵。

- 一般情况：身高159cm，体重63kg，BMI 24.9，BP 120/80mmHg。
- 月经史：月经规律，初潮14岁，4~5天/25~30天，痛经（－）。
- 生育史：孕1产0。
- 既往史：无其他特殊病史。
- 家族史：否认家族性遗传病史。
- 辅助检查：
- ✓ 优生、甲功、染色体、感染八项，生化正常，TCT/HPV(－)，抗磷脂综合征（－）。
- ✓ AMH 2016-07：0.65ng/mL。
- ✓ 2017-04 M2：FSH 13.04mIU/mL，E2 48.88pg/mL，LH 7.30mIU/mL，P 1.2ng/mL。
- ✓ B超（2017-07 M9）：子宫前位，大小4.5cm ×

Tips　TCT：宫颈薄层液基细胞学检查，HPV：人乳头瘤病毒，E_2：雌二醇，P：孕激素。

3.7cm×3.5cm，肌层回声均匀；内膜0.8cm；右侧卵巢2.0cm×1.3cm，内可见1个卵泡；左侧卵巢3.3cm×1.8cm，内可见1~2个卵泡。

✓ 维生素D（2017-07）：19.01μg/L。

✓ 精液情况（2017-07）：量1.9mL，密度67.66×10⁶/mL，PR 67.52%，正常形态率3%，DFI 2.48%。

⊕ 女方诊断：

- 继发不孕症
- 卵巢储备功能减退
- 左侧输卵管整形术后
- lap右侧输卵管切除+盆腔粘连松解术后
- 外院4次IVF失败

⊕ 男方诊断：

- 继发不育症
- 轻度畸形精子症

治疗方案：

　　2017年7月，采用拮抗剂方案，取卵1枚，获D3胚1枚，冻存；因宫颈管息肉，取消鲜胚移植。2017年10月，采用自然周期方案，取卵1枚，移植1枚，未孕。2017年12月，人工周期移植冻胚1枚，生化妊娠。2018年1月，采用拮抗剂方案，取卵2枚，获D3胚1枚，冻存；因内膜原因，取消移植。2018年2月，直接促排卵方案，取卵1枚，获D3胚1枚，冻存。

　　2018年2月，采用拮抗剂方案，IVF，取卵2枚，获D3胚1枚，加解冻1枚胚胎，共移植2枚。移植后第10天，HCG 424.25mIU/mL；移植后第28天HCG 27470.25mIU/mL，B超显示宫内双活胎。2018年11月，孕38+3周，行剖宫产术产2个宝宝，均身体健康，现在这对姐妹特别可爱，很调皮，健康、聪明。

案例9

夫妻高龄，双侧卵巢巧囊剥除术后，卵巢贮备很差，AMH 0.15ng/mL。移植4细胞胚胎，生育健康聪明孩子。

 妻 W女士，就诊时39岁

 夫 G男士，就诊时40岁

因巧囊术后6年、未避孕未孕4年就诊。2008年结婚，2009年于北京某医院行lap下双侧卵巢巧囊剥除术+通液术。2013年，早孕行人工流产术，术后未避孕未孕。

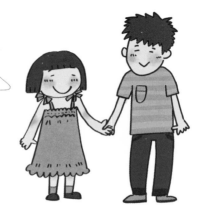

- 一般情况：身高160cm，体重60kg，BMI 23.4，BP 100/70mmHg。
- 月经史：月经规律，初潮14岁，3~4天/23~28天，痛经（++）。
- 生育史：孕1产0。
- 既往史：无其他特殊病史。
- 家族史：否认家族性遗传病史。
- 辅助检查：

✓ 优生、感染八项，生化、双方染色体正常。

✓ B超（2017-07）：子宫前位，大小5.1cm×4.5cm×4.3cm，肌层回声不均匀，于前壁见大小约3.9cm×3.0cm低回声团，边界清，外凸，其内可见血流信号；内膜0.42cm，宫颈回声不均匀，内可见多个无回声，最大约0.6cm×0.6cm。右侧卵巢2.5cm×1.5cm，内可见2个卵泡，大者约0.7cm×0.7cm；左侧卵巢2.7cm×1.4cm，内可见2个卵泡，大者约0.4cm×0.4cm。另见大小约1.5cm×1.2cm囊性回声，壁厚，透声差，内充满细密点状回声。

✓ AMH（2017-09）：0.15ng/mL。

✓ 精液情况（2017-10）：量4.1mL，密度73.1×10⁶/mL，PR 61.8%，正常形态率2%，DFI 18.92%。

⊕ **女方诊断:**

- 继发不孕症
- 卵巢功能减退
- 子宫肌瘤
- 左侧巧囊复发
- lap下双侧巧囊剥除术后

⊕ **男方诊断:**

- 继发不育症
- 中度畸形精子症

治疗方案:

　　2017年11月,采用激动剂长方案,获卵1枚,D3胚(4c)1枚,冻存;因孕酮增高取消移植。2018年1月,采用拮抗剂方案,取卵2枚,D3无可用胚胎,该周期内膜条件好,行解冻胚胎移植。移植后第11天HCG 121.72mIU/mL;移植后第35天HCG 139694mIU/mL,B超显示宫内单活胎。

　　　　　2018年10月,孕39+6周,足月自然分娩1个女宝,身体健康(体重3605g),聪明可爱。

案例10

宫颈锥切，原位癌；双侧输卵管梗阻。助孕后生育龙凤胎，孩子健康；定期复查宫颈情况。

 妻　Z女士，就诊时32岁　 夫　Z男士，就诊时32岁

因婚后未避孕未孕2年就诊，2015年结婚，性生活正常。既往于2004年因左侧输卵管肿物于北京某医院行lap下左侧输卵管切除术。2016年，于某医院行HSG：右侧输卵管壶腹部梗阻，左侧输卵管间质部梗阻。

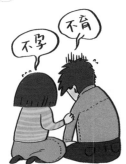

- 一般情况：身高169cm，体重70kg，BMI 24.5，BP 110/80mmHg。
- 月经史：月经规律，初潮11岁，4~5天/28~30天，痛经（－）。
- 生育史：孕0产0。
- 既往史：无其他特殊病史。
- 家族史：否认家族性遗传病史。
- 辅助检查：

✓ 优生、甲功、感染八项，生化、肿瘤标志物、双方染色体正常。

✓ AMH（2017-06）：2.32ng/mL。

✓ 2017-06 M4：FSH 4.77mIU/mL，E2 80pg/mL，LH 6.96mIU/mL，P 0.41ngmL。

✓ B超（2017-06）：子宫前位，大小3.7×3.8×3.0cm，肌层回声均匀；内膜0.31cm；宫颈回声不均匀，宫颈管液性分离0.35cm；右侧卵巢2.7cm×1.9cm，内可见6~7个卵泡，大者约1.0cm×0.8cm；左侧卵巢2.4cm×1.8cm，内可见6~7个卵泡，大者约0.8cm×0.7cm。

✓ 2017-07：TCT（－），HPV 16型（＋）。

✓ 2017-07：阴道镜提示：LSIL；宫颈活检：（宫颈1、5、7点）慢性宫颈炎，局灶急性炎，（5、7点）高级别鳞状上皮内病变（HSIL，CINⅢ），累腺。

✓ 精液情况（2017-06）：量4.3mL，密度31.9×10⁶/mL，PR 48.36%，正常形态率1.5%，DFI 36.64%。

Tips LSIL：低度鳞状上皮内病变；HSIL：高度鳞状上皮内病变；CINⅢ：子宫颈上皮内新生病灶。

➕ **女方诊断：**

- 原发不孕症
- 右侧输卵管梗阻
- 宫颈病变
- lap下左侧输卵管切除术后

➕ **男方诊断：**

- 原发不育症
- 畸形精子症
- 高尿酸血症
- 高血脂

治疗方案：

2017年7月，采用长方案，取卵14枚，D3胚7枚，冻存2枚，余养囊胚2枚；因内膜原因取消移植。2017年8月，行宫颈锥切术，病历报告提示"原位癌"，边缘净。2017年9月，采用自然周期方案，移植2枚（D5）；2017年11月，人工周期，移植2枚（D3），均生化妊娠。

2018年4月，采用长方案，取卵2枚，D3胚2枚，移植2枚。移植后第11天，HCG 264.88mIU/mL；移植后第27天，HCG 87755mIU/mL，B超显示宫内双活胎。因胎膜早破，孕34+1周，自然分娩产2胎（龙凤胎），现均身体健康。产后定期行宫颈TCT、HPV复查，结果均正常，末次随访时间为2020年9月。

案例11

高龄夫妻，卵巢功能差，曾多次人工授精失败。为争取时间，2个月连续取卵，一次移植成功生育1个孩子，还有1个可能生二胎的冻存胚胎。

 妻　W女士，就诊时37岁　　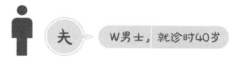 夫　W男士，就诊时40岁

　　因结婚8年未避孕未孕、人工授精4次未孕就诊。2009年结婚，婚后性生活正常。2013—2015年，于北京某医院行AIH 4次失败。

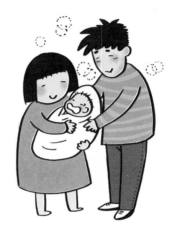

- 一般情况：身高178cm，体重80kg，BMI 26.8，BP 120/86mmHg。
- 月经史：月经规律，初潮13岁，5天/26~28天，痛经（－）。
- 生育史：孕0产0。
- 既往史：2017-03行宫颈息肉摘除术。
- 家族史：否认家族性遗传病史。
- 辅助检查：

✓ 优生、甲功、染色体、感染八项，生化正常，TCT/HPV(－)，抗磷脂综合征（－）。

✓ AMH（2017-03）：0.24ng/mL。

✓ 2017-04 M2：FSH 16.34mIU/mL，E2 23pg/mL，LH 3.73mIU/mL，P 0.47ng/mL。

✓ B超：（2017-04 M9）：子宫前位，大小5.5cm×4.7cm×4.2cm，肌层回声均匀；内膜0.8cm；左侧卵巢2.8cm×1.2cm，内可见1~2个卵泡，外侧可见1.8cm×1.2cm无回声；右侧卵巢未见窦卵泡。

✓ 维生素D（2017-07）：20.54μg/L。

✓ 精液情况（2018-03）：量4.3mL，密度61.32×10⁶/mL，PR 43.16%，正常形态率5.5%，DFI 31.27%。

⊕ **女方诊断：**

- 原发不孕症
- AIH 4次失败
- 卵巢功能减退

⊕ **男方诊断：**

- 原发不育症

治疗方案：

2018年3月，采用自然周期方案，获卵1枚，D3胚1枚，冻存；该周期因子宫内膜原因，取消移植。2018年4月，采用拮抗剂方案，取卵2枚，成胚2枚，移植2枚。移植后第12天，HCG 358.10mIU/mL；移植后第30天，HCG 67512mIU/mL，B超显示宫内单活胎。

2019年1月，孕39+1周，自然分娩1个男宝，体重3000g，身体健康。

案例12

男方染色体易位携带，多次三代试管婴儿（PGD）助孕没有胚胎移植。选择供精后，一次取卵生育健康女宝。

 妻 ▸ Y女士，就诊时33岁　　 夫 ▸ Z男士，就诊时34岁

因胎停育行清宫术后未避孕未孕3年、三代试管婴儿（PGD）助孕4次无胚胎移植而就诊。2012年结婚，性生活正常。2014年孕7周自然流产1次，2016年孕9周胎停育行清宫术，而后未避孕一直未孕。2017年1月行HSG：双侧输卵管远端梗阻。2017年，男方于北京某医院查染色体提示：平衡易位，随后于该院行PGD助孕4次。第1次（2017-09）：采用拮抗剂方案，获卵7枚，2PN 2枚，养囊后没有可用胚胎。第2次（2017-12）：采用短方案，获卵7枚，2PN 3枚，养囊后没有可用胚胎。第3次（2018-07）：采用卵泡期长方案，获卵10枚，2PN 2枚，成囊胚1枚，但胚胎染色体回报：不正常，胚胎不能用于移植。第4次（2018-12）：采用卵泡期长方案，获卵10枚，2PN 2枚，成囊胚2枚，但胚胎染色体回报依然异常，没有可用于移植的胚胎。

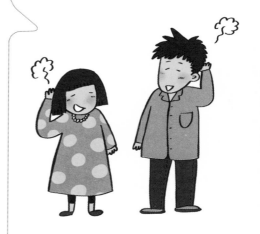

- 一般情况：身高170cm，体重54kg，BMI 18.7。
- 月经史：月经规律，初潮12岁，4~5天/28~32天，痛经（－）。
- 生育史：孕2产0。
- 既往史：无阳性病史。
- 家族史：否认家族性遗传病史。
- 辅助检查：

Tips DNP：组蛋白复合物；ANA：抗核抗体；a+b：a级精子+b级精子。

✓ 甲功、优生、血沉、HCY、叶酸、抗β-2糖蛋白1抗体、DNP、ANA、25-（OH）D$_3$正常。

✓ AMH（2018-02）：2.3ng/mL。

✓ B超（2019-06 M2）：子宫前位，大小5.8cm×5.3cm×4.0cm，形态规则，肌层回声均匀；内膜0.59cm；右侧卵巢3.4cm×2.3cm，窦卵泡6~7个；左侧卵巢3.4cm×1.5cm，窦卵泡4~5个。

✓ 染色体：女方46，XX；男方46，XY，t（3;13）（p25;q12.3）。

✓ 精液情况（2018-04）：量4.2mL，密度8.15×10^6/mL，a+b 25.76%，正常形态率0%。

⊕ 女方诊断：

- 继发不孕症
- 复发性流产
- 外院4次PGD助孕失败史
- 双侧输卵管梗阻

⊕ 男方诊断：

- 继发不育症
- 染色体相互易位
- 极度畸形精子症
- 中度少弱精子症

治疗方案：

　　因经历4次三代试管，心力交瘁，夫妻双方都自愿放弃再次PGD助孕。

　　2019年6月，于我院行供精IVF助孕，采用拮抗剂方案，获卵4枚，可移植胚胎1枚，由于个人因素，全胚冷冻。2019年9月，解冻移植1枚D3胚胎。

移植后30天，B超显示宫内单活胎。2020年6月，孕40周顺产分娩1个女宝，身体健康。

案例13

夫妻高龄，卵巢功能差，曾经在国内外行9次试管失败。得益于夫妻双方的耐心、决心和不同方案密切配合，已经好孕中。

 妻 —— H女士，就诊时38岁

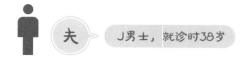 夫 —— J男士，就诊时38岁

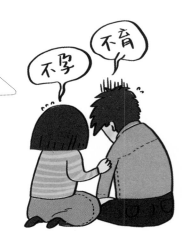

因婚后未避孕未孕14年、9次试管失败来就诊。2006年结婚，婚后性生活正常。2011年，于北京某医院行核磁共振成像（MRI）提示：脑垂体瘤，未行手术治疗。后多次检查基础性激素均提示FSH大于20mIU/mL。2011年于外院行HSG：双侧输卵管通畅。2012年，于北京某三甲医院行IVF助孕3次，未孕。2017—2018年，于美国行IVF助孕6次，均养囊失败，没有可用胚胎。

- 一般情况：身高170cm，体重59kg，BMI 20.4。
- 月经史：月经规律，初潮12岁，4~5天/24~28天，痛经（±）。
- 生育史：孕0产0。
- 既往史：无阳性病史。
- 家族史：否认家族性遗传病史。
- 辅助检查：
- ✓ 甲功、生化、抗体五项、优生、凝血、抗β-2糖蛋白1抗体、25-（OH）D_3、DNP正常。
- ✓ AMH（2019-03）：0.15ng/mL。
- ✓ B超（2019-03 M22）：子宫前位，大小5.1cm×4.0cm×4.6cm，形态规则，肌层回声均匀；内膜0.8cm；右侧卵巢2.4cm×2.1cm，窦卵泡2个；左侧卵巢1.8cm×1.8cm，窦卵泡1个。
- ✓ 染色体：女方46，XX；男方46，XY。
- ✓ 精液情况（2019-03）：量1.9mL，密度35.5×10^6/mL，PR 50.90%，正常形态率4%。

⊕ **女方诊断：**

- 原发不孕症
- 卵巢储备功能减退
- 外院9次IVF助孕史

⊕ **男方诊断：**

- 原发不育症
- 双侧精索静脉曲张

治疗方案：

2019年3月，采用微刺激方案，获卵1枚，D3胚（7c）1枚，冻存。2019年4月，采用拮抗剂方案，获卵1枚，D3胚（7cⅠ）1枚，冻存。2019年10月，采用微刺激方案，获卵1枚，D3胚（8cⅡ）1枚，冻存。2020年4月，采用自然周期方案，获卵1枚，成胚1枚，因为该周发现内膜条件好，于是另解冻1枚胚胎，共移植2枚胚胎。

移植后1个月B超显示宫内单囊妊娠，可见胎芽及心管搏动。到写稿日，继续好孕中。

医生在线

在国外就诊时女方按医生推荐服用合理的营养素，在我的整个治疗过程，依然有针对性地让女方选择服用有利于卵细胞的营养素。因为卵细胞数量少，已经很难改变，因此，提高卵细胞质量就成为成功妊娠的另一条出路，合理使用营养素、保持良好的生活习惯和采用合适的促排卵方案都会起到一定作用。

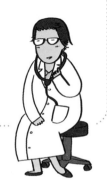

案例14

夫妻双方高龄，吸烟，叶酸缺乏，曾经发生过3次宫外孕，女性吸烟与宫外孕密切相关。曾行2次试管助孕均失败。双方营养素补充后，成功生育1女宝，健康。

 妻 C女士，就诊时38岁　　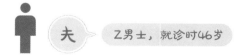 **夫** Z男士，就诊时46岁

因宫外孕3次、2次试管婴儿助孕失败、未避孕未孕9年就诊。2002年，因异位妊娠行药物治疗1次（具体不详）。2006年、2009年分别因左、右侧输卵管妊娠行腹腔镜下患侧输卵管切除术。2017年5月、10月分别行试管助孕2次（具体院方信息患者未透露）。第1次：获卵7枚，获可移植胚胎2枚，移植未孕。第2次：获卵7枚，获可移植胚胎1枚，移植未孕。

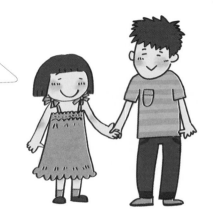

- 一般情况：身高167cm，体重65kg，BMI 23.3。
- 个人史：吸烟 20支/天×10年。
- 月经史：月经规律，初潮14岁，6天/38天，痛经（－）。
- 生育史：孕5产0。
- 既往史：无阳性病史。
- 家族史：否认家族性遗传病史。
- 辅助检查：
- ✓ 甲功、生化、血沉、优生、抗体五项、DNP、抗β-2糖蛋白1抗体、25-（OH）D_3、血常规正常。
- ✓ 血浆D-二聚体：0.288mg/L（0~0.256），FIB：4.295g/L（2~4），叶酸：2.83ng/L（>4.60）。
- ✓ AMH（2018-02）：0.55ng/mL。
- ✓ B超（2018-05 M11）：子宫前位，大小4.8cm×4.9cm×3.9cm，形态规则，肌层回声增粗分布不均匀，以后壁为著。内膜0.77cm。右侧卵巢2.8cm×2.1cm，窦卵泡1~2个；右侧卵巢旁见一2.7cm×1.5cm管状无回声，壁厚，毛糙，透声可。左侧卵巢3.4cm×1.9cm，窦卵泡1~2个。

✓ 染色体：女方46，XX；男方46，XY。

✓ 精液情况（2018-02）：量4.9mL，密度41.06×10⁶/mL，PR 12.13%，正常形态率4%，DFI 49.61%。

⊕ **女方诊断：**

- 继发不孕症
- 卵巢储备功能减退
- 叶酸缺乏
- 双侧输卵管妊娠术后
- 外院2次IVF助孕史

⊕ **男方诊断：**

- 继发不育症
- 中度弱精症

治疗方案：

双方补充叶酸和其他营养素，女方戒烟、男方降DFI。

2018年3月，采用人工高孕激素方案，获卵3枚，补救ICSI，异常受精，未获可移植胚胎。2018年6月，采用拮抗剂方案，获卵5枚，ICSI，得到可用胚胎4枚，冻存2枚，移植2枚，未孕。2018年10月，解冻胚胎并移植2枚，未孕。2019年5月，采用拮抗剂方案，获卵2枚，可用胚胎2枚，冻存1枚，移植1枚（10cⅡ）。

移植1个月后B超显示宫内单囊妊娠，可见胎芽及心管搏动。2020年1月16日，孕38周顺产分娩1个女宝，现身体健康。

案例15

曾经人工授精和试管婴儿助孕失败的多囊卵巢综合征。经历多次取卵和移植，第4次移植生育了健康龙凤胎。

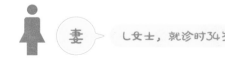 妻 L女士，就诊时34岁　　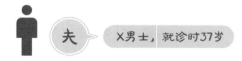 夫 X男士，就诊时37岁

　　因未避孕未孕4年、人工授精3次、试管婴儿助孕1次均失败而就诊。2009年结婚，婚后采用工具避孕，已经解除避孕4年仍未孕。外院多次检查提示：多囊卵巢综合征。2014年，在北医某医院行人工授精3次未孕；再行IVF助孕1次，取卵4枚，获胚2枚，移植未孕。夫妻双方要求再次行试管助孕。

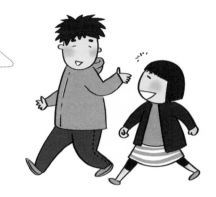

- 一般情况：身高163cm，体重63kg，BMI 23.7，BP 120/70mmHg。
- 月经史：月经不规律，初潮14岁，4~5天/32~150天，无痛经。
- 生育史：孕0产0。
- 既往史：无阳性病史，对青霉素药物过敏。
- 家族史：否认家族性遗传病史。
- 辅助检查：
  - ✓ 血常规、甲功、优生、抗体五项，生化、APS抗体正常。
  - ✓ B超（2017-01）：子宫后位，大小4.5cm×3.9cm×3.5cm，内膜0.66cm；右侧卵巢3.2cm×2.0cm，窦卵泡12个以上；左侧卵巢3.4cm×1.9cm，窦卵泡12个以上。
  - ✓ 染色体：女方46，XX；男方46，XY。
  - ✓ 精液情况（2017-01）：量5.3mL，密度86.43×10⁶/mL，PR 43.62%，正常形态率5.5%。DFI 17.95%。

⊕ **女方诊断：**

- 原发不孕症
- 多囊卵巢综合征
- 外院3次AIH和1次IVF
  助孕失败史

⊕ **男方诊断：**

- 原发不育症

治疗方案：

2018年1月，在我院行试管婴儿助孕，获卵22枚，获胚10枚，为预防卵巢过度刺激综合征（OHSS）行全胚冷冻，未做新鲜周期移植。后来，冻胚移植3次未孕。

2018年10月，再次解冻2枚囊胚进行移植，于2019年6月28日孕足月行剖宫产术产1个男宝、1个女宝，身体健康。现还冻存2枚胚胎。

医生在线

多囊卵巢综合征女性，即使体重正常的所谓"瘦多囊"或"非胖多囊"，也同样面临卵细胞数量多且质量并不好的情况，可能会经历多次取卵和移植，耐心很重要，本例虽然只取卵1次，但第4次移植后才生育宝宝健康。现在，对于患多囊卵巢综合征女性，我们会在促排卵之前建议其适当服用营养素进行调理，一般获得的卵细胞质量会明显提高，胚胎发育潜能会显著提高，移植效率也会因此而提高。也有少部分患多囊卵巢综合征或糖脂代谢异常的女性在服用相应的营养素的过程中自然好孕。

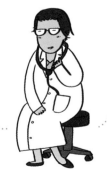

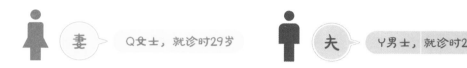

案例16

年轻夫妻，因输卵管因素进行试管婴儿助孕，捐出6个卵细胞。接受赠卵的夫妻生育1子，年轻夫妻自己生育1子。

👩 妻 Q女士，就诊时29岁　　👨 夫 Y男士，就诊时28岁

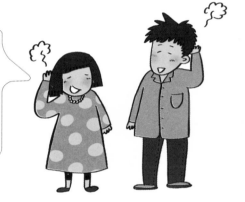

因左输卵管妊娠术后未避孕未孕7年就诊。2009年同居，2010年因左侧输卵管妊娠行左侧输卵管切除术。2016年7月，于当地医院行输卵管造影：左侧输卵管近端梗阻，右侧输卵管高度不畅。平素月经规律，4天/28天，量中，无痛经。夫妻双方要求行IVF助孕。

- 一般情况：身高158cm，体重50kg，BMI 20，BP 110/70mmHg。
- 月经史：月经规律，初潮12岁，4天/28天，无痛经。
- 生育史：孕1产0。
- 既往史：无特殊。
- 家族史：否认家族性遗传病史。
- 辅助检查：
- ✓ 25-（OH）D$_3$ 10.6ng/mL，APS（-），生化、血沉、肿瘤四项正常。
- ✓ B超（2017-02）：子宫平位，大小4.4cm×3.6cm×3.3cm；内膜0.44cm；右侧卵巢3.0cm×1.8cm，窦卵泡5~6个，另见1.0cm×0.8cm囊性回声，透声差；左侧卵巢2.8cm×1.7cm，窦卵泡6~7个。
- ✓ 染色体：女方46，XX；男方46，XY。
- ✓ 精液情况（2019-09）：量2.9mL，密度52.64×10^6/mL，PR 56.08%，正常形态率5%，DFI 21.01%。

⊕ **女方诊断：**

- 继发不孕症
- 右侧输卵管炎
- 左侧输卵管妊娠术后

⊕ **男方诊断：**

- 继发不育症

治疗方案：

　　2017年3月，采用拮抗剂方案，获卵23枚，冻卵细胞6枚；成胚12枚，全部冻存。2017年7月，解冻移植1枚胚胎，因胎停育行清宫术。2017年10月，女方复查传染病正常，夫妻都思想好，自愿帮助那些需要接受赠卵的人，主动捐出6个卵细胞，接受赠卵的夫妻移植一次好孕，生育1个男宝，身体健康。

　　2018年9月，再次解冻移植1枚胚胎。2019年6月，足月顺产1个男宝，身体健康。

案例17

曾人工授精3次未孕。试管婴儿助孕1次取卵，1次移植，成功生育1个男宝，身体健康。

 妻 > L女士，就诊时28岁　　　 夫 > Z男士，就诊时27岁

因婚后同居未避孕未孕4年、人工授精3次失败就诊。2014年结婚，性生活正常。于外院促排卵1次，有排卵，未孕。2018年5月HSG提示：双侧输卵管通畅，迂曲上举。于我院行3次AIH助孕未孕，要求行试管婴儿助孕。

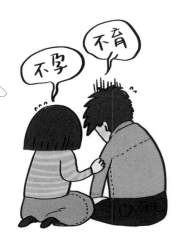

- 一般情况：身高166cm，体重64kg，BMI 23.2，BP 111/73mmHg。
- 月经史：月经规律，初潮13岁，5~6天/21~35天，无痛经。
- 生育史：孕0产0。
- 既往史：无阳性病史。
- 家族史：否认家族性遗传病史。
- 辅助检查：
✓ 甲功、优生、抗体五项，生化、血沉、APS（－）正常。
✓ B超（2018-05）：子宫后位，大小4.0cm×3.7cm×2.9cm；内膜0.39cm；右侧卵巢3.3cm×2.0cm，窦卵泡10~12个，最大1.0cm×0.8cm；左侧卵巢3.0cm×1.6cm，窦卵泡12个以上，最大1.0cm×0.8cm。
✓ 染色体：女方46，XX；男方46，XY。
✓ 精液情况（2018-02）：量3.7mL，密度41.77×10^6/mL，PR 32.85%，正常形态率2.0%，DFI 19.63%。

⊕ **女方诊断：**

- 原发不孕症
- 3次AIH失败史

⊕ **男方诊断：**

- 原发不育症
- 中度畸形精子症

治疗方案：

　　2019年1月，采用拮抗剂方案，获卵11枚，获胚5枚；因孕酮高，全胚冷冻。2019年1月，解冻移植2枚胚胎。

2019年10月，足月行剖宫产术产1个男宝，身体健康。目前，还冻存3枚胚胎。

案例18

曾人工授精3次、取卵2次、移植5次均失败；育龄女性，合并免疫性凝血异常。整个孕期都在医生的指导下使用抗凝治疗，1次移植顺利生育宝宝，母婴健康。

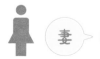 妻 ─ W女士，就诊时36岁　　 夫 ─ X男士，就诊时39岁

因婚后同居未避孕未孕10年，曾人工授精3次、取卵2次、移植5次均失败而就诊。2008年结婚，性生活正常。2014年，在外院行HSG提示：双侧输卵管通畅，指导同房2个月未孕。后于新加坡行2周期AIH未孕。同年在新加坡行IVF助孕1次，取卵14枚，成胚6枚，移植2枚，未孕。之后解冻胚胎移植，仍未孕。2015年，于湖北省某三甲医院行AIH 1次未孕。2016年，在该院行IVF助孕1次，取卵12枚，受精11枚，移植囊胚1枚，未孕。之后解冻胚胎移植2次，仍未孕。

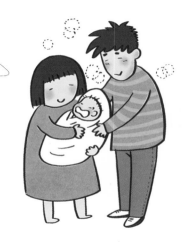

- ● 一般情况：身高162cm，体重51kg，BMI 19.4，BP 120/80mmHg。
- ● 月经史：月经规律，初潮14岁，7天/28天，无痛经。
- ● 生育史：孕0产0。
- ● 既往史：无阳性病史，头孢类药物过敏。
- ● 家族史：否认家族性遗传病史。
- ● 辅助检查：
- ✓ 甲功、优生、抗体五项、生化、血沉正常，抗β-2糖蛋白抗体1（＋）。
- ✓ 外院行宫腔镜（2016-06）：正常宫腔。
- ✓ B超（2017-12）：子宫后位，大小4.6cm×3.8cm×3.5cm；内膜0.33cm；右侧卵巢3.8cm×2.5cm，窦卵泡2~3个，最大6cm×5cm；左侧卵巢3.2cm×2.1cm，窦卵泡3~4个，最大5cm×5cm。
- ✓ 染色体：女方46，XX；男方46，XY。
- ✓ 精液情况（2018-04）：量5.7mL，密度41.57×10^6/mL，PR 34.47%，正常形态率2.0%，DFI 35.93%。

⊕ **女方诊断：**

- 原发不孕症
- 抗磷脂抗体综合征
- 外院AIH失败3次
- 外院IVF失败2次

⊕ **男方诊断：**

- 原发不育症
- 弱精子症
- 畸形精子症
- 精子DFI异常

治疗方案：

2018年7月，采用拮抗剂方案，获卵19枚，形成囊胚9枚；预防卵巢过度刺激，没有新鲜周期移植。2019年2月，解冻胚胎移植1枚，同时进行抗凝治疗，1次成功妊娠。整个孕期都在医生的指导下使用抗凝治疗。

于2019年11月1日孕足月顺产1个男宝，身体健康。现还冻存囊胚8枚。

案例19

备孕二胎，2次异位妊娠术后，试管助孕成了唯一的方式。1次试管婴儿助孕成功，生育龙凤胎。

 妻　W女士，就诊时32岁

 夫　L男士，就诊时36岁

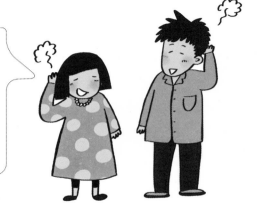

　　因异位妊娠术后未避孕未孕1年就诊。2008年结婚，同年孕30多天自然流产1次。2010年孕足月顺产1个女宝，身体健康。2014年、2016年1月先后2次发生输卵管妊娠，分别行腹腔镜下右侧输卵管保守手术及左侧输卵管切除术。2016年9月，于石家庄某医院行IVF助孕：取卵5枚，获胚4枚，冻胚移植2次，未孕。

- 一般情况：身高165cm，体重58kg，BMI 21.3，BP 90/62mmHg。
- 月经史：月经规律，初潮14岁，5~8天/27~28天，痛经（＋）。
- 生育史：孕4产1。
- 既往史：无阳性病史。
- 家族史：否认家族性遗传病史。
- 辅助检查：
✓ 甲功、优生、抗体五项，生化、血沉、凝血四项、D-二聚体正常。
✓ B超（2017-04 M12）：子宫前位，大小6.4cm×5.8cm×5.2cm，肌层回声增粗不均匀，后壁可见2.0cm×1.8cm回声，边界不清。内膜1.45cm。右侧卵巢3.8cm×2.6cm，窦卵泡5个，最大5cm×4cm，另见2.0cm×2.0cm囊性回声，壁薄，透声好。左侧卵巢3.5cm×1.6cm，窦卵泡4~5个，最大5cm×5cm。子宫直肠窝：可见不规则液性暗区3.1cm×1.4cm。
✓ 精液情况（2014-04）：量4.3mL，密度229.34×10⁶/mL，PR 56.11%，正常形态率5.5%，DFI 17.36%。

⊕ **女方诊断：**

- 继发不孕症
- 双侧输卵管阻塞
- 异位妊娠术后

⊕ **男方诊断：**

- 继发不育症

治疗方案：

　　2018年11月，采用长方案，取卵13枚，获胚10枚，全胚冷冻。2019年2月，解冻胚胎移植2枚。

　　2019年10月，足月行剖宫产术产1个男宝、1个女宝，均身体健康。现还冻存4枚胚胎。

案例20

排卵正常、输卵管通畅，精液尚可，多年怀孕困难，人工授精不成功，做试管婴儿助孕才发现问题：受精障碍，补救ICSI，成功生育。

妻　T女士，就诊时36岁

夫　W男士，就诊时37岁

因婚后同居未避孕未孕5年、人工授精3次失败就诊。2009年结婚，性生活正常。2012年11月在沈阳某医院行HSG：双侧输卵管通畅。在我院监测排卵，指导同房3个周期，均未孕。后在我院行AIH助孕，3次未孕。2016年1月在北京某医院行宫腔镜手术：未见异常。

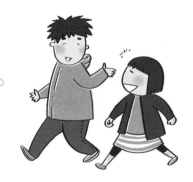

- 一般情况：身高161cm，体重48kg，BMI 18.52，BP 110/70mmHg。
- 月经史：月经规律，初潮13岁，3~4天/29~32天，量中，痛经（＋）。
- 生育史：孕0产0。
- 既往史：无阳性病史。
- 家族史：否认家族性遗传病史。
- 辅助检查：
✓ 甲功、优生、抗体五项，生化、血常规、凝血四项正常。
✓ 染色体：均正常。
✓ 精液情况（2017-12）：量2.2mL，密度27.03×10^6/mL，PR 52.37%，正常形态率1.5%，DFI 13.54%。

 女方诊断：

- 原发不孕症
- 3次AIH失败史

男方诊断：

- 原发不育症
- 重度畸形精子症

治疗方案：

2017年12月，采用拮抗剂方案，取卵12枚，行IVF助孕，发现授精障碍，及时行补救ICSI，移植2枚胚胎，未孕；剩余胚胎养囊，成囊6枚，冻存。2018年9月，解冻胚胎移植1次，未孕。2019年3月，解冻胚胎移植1次，成功。

2019年12月，足月行剖宫产术产1个男宝，身体健康。现冻存3枚囊胚。

案例21

最幸运的人之一：取卵后形成2个可用胚胎，单个分开冻存，先后移植2次，2次均好孕，胚胎利用率第一名！

 妻　　Z女士，就诊时33岁　　 夫　　Y男士，就诊时33岁

因未避孕未孕5年、3次人工授精失败就诊。2013年结婚，性生活正常。2014年行HSG提示：左侧输卵管上举，右侧输卵管通畅。主诉男方精液正常。2015—2016年于外院行监测排卵近一年，均为排卵未孕，后在该医院行3次人工授精，均未孕。

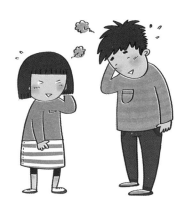

治疗方案：

2018年5月，取卵5枚，ICSI，形成2个胚胎，移植1枚鲜胚。2019年1月，足月顺产3千克男宝，健康，聪明。

2020年4月，解冻剩余1枚胚胎移植。

 移植1个月后，B超显示宫内单活胎。到写稿日，继续好孕中。

案例22

服用营养素等调理后，一个月内2次促排取卵，获得良好胚胎，移植后好孕。

 妻 W女士，就诊时37岁

 夫 W男士，就诊时34岁

因未避孕未孕2年就诊。2018年5月于外院行HSG提示：双侧输卵管通而不畅。B超显示：子宫腺肌症。2018年7月~12月于该院行排卵监测：有排卵，指导同房未孕。

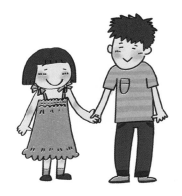

- 一般情况：身高170cm，体重65kg，BMI 22.5。
- 月经史：月经规律，初潮14岁，6~7天/30天，量中，痛经（++）。
- 生育史：孕0产0。
- 既往史：无阳性病史。
- 家族史：否认家族性遗传病史。
- 辅助检查：
✓ 甲功、生化、血沉、优生、抗体五项、凝血、DNP、抗β-2糖蛋白1抗体、25-（OH）D_3、叶酸，均正常。
✓ AMH（2019-03）：1.39ng/mL。
✓ B超（2019-03 M7）：子宫前位，大小6.2cm×6.6cm×5.1cm，形态规则，肌层回声不均匀，以后壁见一3.2cm×2.8cm不均质回声团，边界清。内膜0.45cm，回声不均，内见一0.6cm×0.4cm稍高回声。右侧卵巢4.1cm×1.7cm，窦卵泡1~2个；左侧卵巢3.7cm×1.5cm，窦卵泡4~5个。
✓ 2019-05，于我院行宫腔镜子宫内膜息肉切除术，病理回报：子宫内膜息肉样改变；免疫组化染色：个别细胞CD38（+）。
✓ 染色体：女方46，XX；男方46，XY。
✓ 精液情况（2019-03）：量2.5mL，密度68.61×10⁶/mL，PR 53.23%，正常形态率5.5%，DFI 3.93%。

女方诊断：

- 原发不孕症
- 子宫腺肌症
- 双侧输卵管不全梗阻
- 子宫肌瘤

男方诊断：

- 原发不育症

治疗方案：

2019年4月，采用拮抗剂方案，取卵8枚，获可移植胚胎5枚，全胚冷冻。之后移植3次，均未孕。

服用相应的营养素等进行调理后，2020年5月，采用长方案，取卵2枚，没有可用胚胎。同月，再次采用拮抗剂方案，取卵7枚，得到可移植胚胎6枚，冻存4枚，移植2枚好孕。

2020年6月25日，B超显示宫内双囊妊娠，分别可见胎芽及心管搏动。到写稿日，继续好孕中。

（本章案例由徐莉华、梁秋华和王琦文三位医生整理，特此致谢。）

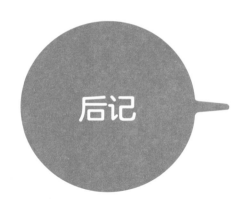

后记

　　提笔之前，我以为只是整理就行；动笔以后才发现：编撰书稿和以前回答单个问题有很多不同，要写的东西越想越多。

　　经过近一年的努力，初稿写好了，编辑认为非常有价值。她说："书的内容非常有价值、科学性强，如果能再生活化些，会更适合读者阅读。"可是，我已经很口水了，就这样吧，再生活化就只能打比方了，都打比方可能不利于准确理解内容。最后，编辑非常大度地表示了理解，保留了这本书的专业风格。所以，要想怀孕，大家就静下心来慢慢看吧。

　　以前以为写书很麻烦，想想就头大，尤其是当发现有更多东西要写的时候，我半点信心都没有。就在此时，有个写了好几本书的人告诉我：天天写就行，没有其他秘诀。我就下了班天天写，果然成了一本书。

　　我相信，只要你天天看，一定能懂，助你好孕！

廖 希

2021年4月2日　星期五　北京　西城区

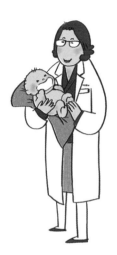